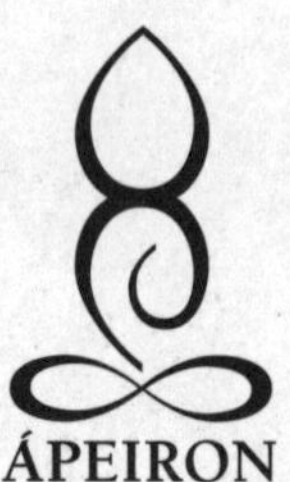

ÁPEIRON

Anaximandro, el gran filósofo griego, creía que el origen
de todo era el ápeiron, término con el cual se define la
materia indeterminada e infinita: se dice que **"todo sale
y todo vuelve al ápeiron según un ciclo necesario"**.

Nuestra interpretación gráfica del ápeiron,
a partir del símbolo del infinito, representa
al ser y los cuatro elementos (aire, agua,
tierra y fuego) como unidad del mismo.

En el sello editorial Ápeiron los lectores podrán encontrar
obras sobre bienestar, salud, crecimiento personal
y búsqueda del equilibrio entre mente y cuerpo.

Enfermedades digestivas
Cura con vitaminas

Cómo tratar y eliminar los problemas digestivos
consumiendo suplementos nutricionales
y vitamínicos

Damien Downing, M.D.
Anne Pemberton, PGCE, RGN
Andrew W. Saul, Ph.D.

Traducción
Fernando Noguera A.

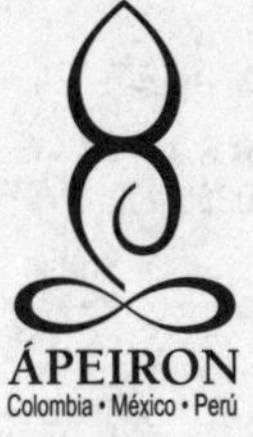

ÁPEIRON
Colombia • México • Perú

Primera edición en Panamericana Editorial Ltda., bajo el sello Ápeiron, junio de 2017
Título original: *The vitamin cure for Digestive Disease*
© Basic Health Publications Inc.
© 2016 Panamericana Editorial Ltda.
Calle 12 No. 34-30, Tel.: (57 1) 3649000
Fax: (57 1) 2373805
www.panamericanaeditorial.com
Tienda virtual: www.panamericana.com.co
Bogotá D. C., Colombia

Editor
Panamericana Editorial Ltda.
Edición
Luisa Noguera Arrieta
Traducción del inglés
Fernando Noguera A.
Diagramación
Diego Martínez Celis
Imágenes de cubierta
© Shutterstock.com - namtipStudio

ISBN 978-958-30-5448-8

Impreso por Panamericana Formas e Impresos S.A.
Calle 65 No. 95-28, Tels.: (571) 4302110-4300355
Fax: (571) 2763008
Bogotá D.C., Colombia
Quien solo actúa como impresor.
Impreso en Colombia – *Printed in Colombia*

Contenido

La información contenida en este libro se basa en la investigación y experiencia profesional de los autores. No pretende reemplazar la consulta con su médico o proveedor de servicios de salud. Todo intento para diagnosticar o tratar una enfermedad debe hacerse bajo la dirección de un profesional de la salud.

El editor no recomienda en particular el uso de ninguno de los protocolos para el cuidado de la salud, pero considera que la información contenida en este libro debe estar disponible al público. El editor y los autores no se hacen responsables por ningún efecto adverso o consecuencia del uso de las sugerencias, preparaciones o procedimientos analizados en este libro. Si el lector pudiera tener alguna pregunta concerniente a la conveniencia de los procedimientos o preparaciones mencionados, el editor y los autores le recomiendan acudir al consejo de un profesional de la salud.

Agradecimientos

A la doctora Patricia Kane, cuyo trabajo sobre ácidos grasos esenciales ha influido grandemente en nuestra práctica. Cuando le peguntamos si podíamos compartir sus recetas en este libro, la doctora Kane no vaciló. Ella está feliz por ofrecernos su guía y una perspectiva diferente en algunos de nuestros más difíciles casos. Muchas gracias, doctora Kane.

A nuestra artista, Janie Manson, una persona muy especial, quien se ha recuperado del síndrome de Asperger, una forma de autismo, hasta tal punto que maneja su propio negocio de tatuajes, pinta y esculpe. Su perspectiva única en el mundo del arte es un soplo de aire fresco.

Prólogo

Lo mínimo que usted espera de su aparato digestivo es que haga su trabajo calladamente, sin hacerle ningún reclamo. Usted no quiere saber que está ahí.

Ese trabajo es, en realidad, mayor de lo que usted nunca se haya imaginado. El sistema gastrointestinal no solamente es el responsable de la digestión y la absorción de nutrientes de los alimentos y de la excreción de los desechos, sino también el mayor órgano de su sistema inmune. Más de dos tercios de los linfocitos de su cuerpo (los "capitanes" de la función inmunológica) se encuentran en el revestimiento interno del intestino delgado. Desde este sitio viajan a través de su cuerpo, enviando señales que estimulan la inmunidad en todos los órganos.

El tracto gastrointestinal tiene su propio sistema nervioso, llamado técnicamente sistema nervioso entérico (SNE) y apodado afectuosamente el "segundo cerebro" por los aficionados. Su SNE tiene tantas células nerviosas como su médula espinal, y está en constante comunicación con el cerebro, lo cual influye en el estado de ánimo y en las funciones cognitivas.

Su canal alimentario es también el hogar de cerca de cien billones de microbios, que incluyen miles de diferentes especies de bacterias y unas pocas docenas de tipos de levaduras. En conjunto, esto se conoce como la "flora intestinal". La comprensión de cómo estos microbios influyen en la salud humana y la enfermedad ha sido mi mayor interés durante más de tres décadas. En la última década, la investigación sobre la flora intestinal se ha incrementado y se ha convertido en uno de los más discutidos temas en ciencia aplicada. Claramente, los microbios intestinales nos ayudan a ser humanos. Las implicaciones de esa relación serán el foco de la investigación clínica en las próximas décadas.

Finalmente, el tracto gastrointestinal es un órgano de detoxificación. La mayor parte de esta responsabilidad descansa en el hígado, pero la mucosa intestinal también es rica en enzimas detoxificantes. El hígado y el intestino trabajan juntos para remover sustancias nocivas derivadas de los alimentos, del ambiente, de los microbios intestinales y aun de la operación de su propio metabolismo y de la actividad hormonal. Estas múltiples funciones del aparato digestivo interactúan entre sí y con los alimentos que usted come, para regular su estado nutricional, su estado metabólico, su peso, su patrón de sueño, su energía y la susceptibilidad a las enfermedades. *Enfermedades digestivas. Cura con vitaminas* es una mina de oro de información práctica que le permitirá ayudar a este sistema a trabajar para usted, y no en su contra.

Damien Downing ha sido colega y líder en el campo de la medicina nutricional durante más de treinta años. El equipo de Downing y Pemberton ha trabajado en un manual que abarca no solamente la estructura y función normales del sistema digestivo, sino que orienta en las bases del tratamiento de una amplia gama de desórdenes digestivos. Particularmente, algunos factores dignos de destacar, que frecuentemente se ignoran en los libros de autoayuda para trastornos digestivos:

- Comienzan su análisis en la boca, donde se inicia la digestión, y reconocen el efecto de la salud oral en la salud sistémica.

- Enfatizan en la importancia del ácido normal en el estómago y describen los peligros de las drogas antiácidas, la tercera categoría de drogas más vendidas en el mundo. En los últimos quince años, he librado una campaña contra las drogas supresoras del ácido gástrico en Estados Unidos, donde muchas de estas drogas, de efecto poderoso, están disponibles sin prescripción médica. Yo creé un libro electrónico, *The Heart-burn and Indigestion Solution* (*La solución para las agrieras y la indigestión*), para ayudar a las personas a superar su dependencia de los antiácidos.

- Sugieren estrategias para tratar la bacteria causante de las úlceras, *H. pylori*, que van más allá de la terapia con las drogas estándar y que se basan en la evidencia científica.

- Explican cómo se mantienen saludables el hígado y el páncreas, dos órganos glandulares sólidos que vierten su secreción al canal digestivo.

- Ayudan a reconocer la importancia del crecimiento excesivo de las bacterias del intestino delgado, una alteración en la ecología de la flora intestinal que permite que bacterias normales causen enfermedades.

- En su oportuna discusión sobre el papel del gluten y otros componentes del trigo, señalan a las aglutininas del germen del trigo como un significativo irritante inmunológico. Esta clave química usualmente está por debajo del radar de los libros populares de nutrición.

- Explican el importante papel de la mucosa intestinal como barrera contra toxinas y alérgenos, y dan prácticos consejos para contrarrestar la excesiva permeabilidad intestinal.

- Llaman la atención sobre el subvalorado papel del níquel en los alimentos, como un alérgeno y disruptor de la barrera intestinal normal en individuos sensibles.

- Ofrecen consejos prácticos para controlar la irritabilidad y la inflamación del colon, que van más allá de las dietas a base de fibra.

- Si usted quiere, puede mejorar su salud digestiva, y *Enfermedades digestivas. Cura con vitaminas* es un excelente lugar para comenzar.

Leo Galland, M.D., FACN, FACP
The Foundation for Integrated Medicine
Creador de www.pilladvised.com

Capítulo 1

¿Tiene problemas en la boca?

Suponemos que usted está aquí para mejorar sus procesos digestivos con alimentos y nutrición adecuados. Para ser honestos, esto no es solo un asunto de pastillas vitamínicas, usted debe adoptar acciones de salud oral y masticar cuidadosamente sus alimentos. La comida debe tener una consistencia fluida cuando pasa de su boca al esófago (el conducto que va de su boca hasta el estómago a través del tórax); es decir, si usted acostumbra deglutir trozos más o menos sólidos cuando está comiendo, realmente necesita leer esto. Sus razones para deglutir su comida en trozos pueden ser la pereza (yo solo quiero tragármelo), la falta de tiempo (tengo solo quince minutos para almorzar) o estructurales (tengo una prótesis que no me ajusta bien, o he perdido varios dientes), o puede tener una condición inflamatoria en la boca que le impida masticar adecuadamente y obtener todos los beneficios de los alimentos que come. Revisaremos todas estas opciones en este capítulo.

ESTRUCTURA Y FUNCIÓN DE LA BOCA

La boca o cavidad oral está ganando popularidad en investigación. Desde hace tiempo, podemos hacer una correlación entre la salud oral y la salud cardiovascular, o, más exactamente, entre la salud de las encías y la del corazón. Sin embargo, estamos comenzando a ver la boca como un sitio de muchas enfermedades crónicas. Algunas de ellas incluyen la caries dental, síndrome de inmunodeficiencia adquirida (sida), enfermedad periodontal (como la gingivitis), anemia nutricional, enfermedades de las glándulas salivares, osteoporosis, diabetes y cáncer. Las anormalidades congénitas son ligeramente diferentes, sin embargo, están relacionadas, por lo general, con deficiencias nutricionales de la madre, especialmente por carencia de folatos.

Los dientes

Para ayudarlo a entender esta relación, es necesario hablar primero de los dientes. Los dientes son estructuras de esmalte, dentina y cemento dispuestos alrededor de un nervio que tiene un importante aporte sanguíneo. Se sujetan a los alvéolos del maxilar por una estructura fibrosa llamada membrana periodontal. Las bacterias y la inflamación pueden afectar la integridad de esta membrana, ocasionando la pérdida de los dientes.

Los dientes se afectan por las deficiencias nutricionales, incluso mientras el feto está en el útero (antes del nacimiento, o bien antes de que los dientes broten en las encías), particularmente de aquellos nutrientes que influyen en la mineralización. Se ha demostrado que la vitamina C también tiene efecto sobre el desarrollo de los dientes y su erupción. Se piensa que esta ocurre debido a la acción de la vitamina C sobre la formación del colágeno. Si sus niveles de vitamina C son bajos, entonces el sangrado de las encías y las enfermedades del hueso deben ser la norma para usted. Otro hallazgo interesante es que en algunas regiones del mundo donde el bocio es endémico, los niños que nacen de madres con deficiencias severas de yodo frecuentemente tienen problemas de aprendizaje, y su primera dentición (dientes de leche) y la secundaria (definitiva) emergen muy tarde. Los dientes pueden presentar mala oclusión, en razón de que la forma de los huesos de la cara o del cráneo está alterada. Esto hace que la mordida sea pobre y que se altere el mecanismo de la masticación.

Dentro de la boca

La mucosa de la superficie interna de la boca se renueva cada tres a siete días. Usted podría comparar la mucosa del interior de la boca con un sendero. Caminar y arrastrar muchos objetos por el sendero (o masticar las partículas de comida) gradualmente desgastan la superficie hasta que se hace tan delgada que literalmente se hace polvo. Mientras esto sucede, a diferencia de lo que pasa con el sendero, las capas profundas de la mucosa de la boca se reproducen y migran hacia la superficie para reemplazar las desgastadas.

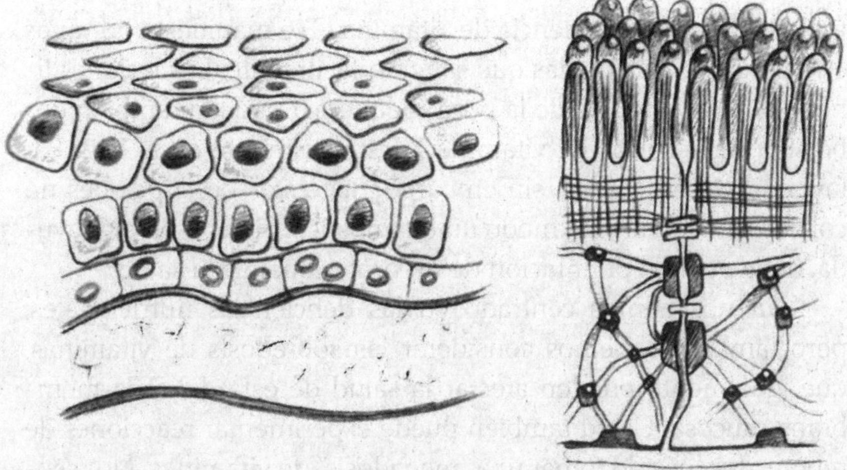

Figura 1.1. El diagrama muestra la estructura en capas de las células del interior de la boca (izquierda). La imagen de la derecha corresponde al interior de la mejilla.

Esto significa que una nueva superficie surge cada siete días. ¿Se imagina la cantidad de energía requerida por el cuerpo para replicar las células tan rápidamente? Bien, esta energía debe provenir de alguna parte. Usted necesita comer alimentos que dispongan de los nutrientes específicos; si no hay suficiente cantidad de nutrientes disponibles, la replicación del ADN, la síntesis de proteínas y la maduración celular no ocurrirán. La barrera contra las sustancias tóxicas, los microbios de la boca y los antígenos que pudiesen haberse derivado de estos nutrientes se pierde, y se presentan las infecciones. Por algo decía Einstein que la boca era el primer lugar en presentar signos de deficiencia de nutrientes y malnutrición.

Vamos a dar algunos ejemplos. Una lengua roja, brillante, hinchada y dolorosa puede ser signo de anemia perniciosa, causada por una deficiencia de vitamina B12. Una lengua sensible, inflamada, con sensación de ardor en esta o en el interior de la boca, puede ser signo de deficiencia de vitamina B, proteínas y hierro. El interior de la boca y la lengua se tornan pálidos cuando hay deficiencias de hierro, folato y vitamina B12. Una lengua lisa e inflamada puede indicar una deficiencia de múltiples nutrientes o malnutrición. La deficiencia de vitamina C se manifiesta por unas encías rojas e inflamadas que sangran fácilmente. Las lesiones lineales en los ángulos de la boca (boqueras) pueden también deberse a deficiencias de vitamina B, especialmente de la B12. Por favor, tenga en cuenta, sin embargo, que estas descripciones no constituyen de ningún modo un diagnóstico. Si necesita más ayuda, debe pedir la orientación de un profesional de la salud.

Aquí nos hemos centrado en las deficiencias nutricionales, pero también debemos considerar las sobredosis de vitaminas, que igualmente pueden afectar la salud de esta delicada membrana mucosa. Usted también puede experimentar reacciones de rebote después de tomar una "megadosis" de vitaminas. No recomendamos las dosis altas sin la supervisión de un profesional. Las vitaminas pueden convertirse en drogas tóxicas para el organismo si se toman en exceso.

La función de la boca

Muy bien, volvamos a la función de este órgano. La boca es increíblemente importante en el inicio del proceso digestivo. Lo triste es que, por lo general, adoptamos una actitud perezosa hacia aquella, pues lanzamos en su interior todo tipo de cosas y esperamos que continúe masticando. Bien, esto será así si sabemos cómo masticar y si hacemos este acto de manera eficiente y efectiva.

Antes de adentrarnos en el proceso de la masticación, vamos a llevarlo por un recuento de la estructura y función de la boca. Constituye la primera parte del largo tubo digestivo que llamamos tracto gastrointestinal. La digestión comienza aun antes de que usted dé el primer bocado. Piense en su comida favorita: desde antes de que la pruebe, puede sentir su olor al cocinarse y su boca literalmente "se hace agua"; este líquido es saliva que contiene amilasa, una enzima que ayuda a la digestión del almidón contenido en los alimentos.

¿Alguna vez ha masticado una pieza de pan multicereal por largo tiempo? Si no lo ha hecho, debería intentarlo. Cuanto más tiempo mastique los almidones, más dulces se vuelven, lo que ocurre por efecto de la amilasa (por esta razón, me sorprende que siempre comencemos agregando azúcar o edulcorantes a los alimentos). Los almidones están en los alimentos como las papas, el pan y las pastas. En el laboratorio se conocen como polisacáridos o múltiples cadenas de azúcares conectadas. La amilasa de la saliva rompe estas conexiones convirtiéndolas en azúcares simples listas para su digestión; por eso, estos alimentos se vuelven dulces cuando los masticamos por largo tiempo. Esto es realmente importante porque los azúcares simples pueden absorberse rápidamente y pasar al torrente circulatorio una vez que alcanzan el intestino. La masticación y la acción de fragmentación de los dientes ayudan a romper las fibras en los alimentos, lo cual aumenta la superficie para que las enzimas hagan su trabajo. Este proceso también es muy importante para las proteínas, ya que estas son alimentos fibrosos difíciles de descomponer.

Usted tiene tres pares de glándulas salivares. Dos pares se encuentran en el piso de la boca, más específicamente debajo de la lengua y de la línea maxilar; el otro par se sitúa sobre la rama del maxilar, al frente de cada oído. Estos tres pares de glándulas pueden, a veces, inflamarse y tomar forma protuberante. Cuando esto sucede, parecemos ardillas con los cachetes llenos y lo llamamos paperas. Es posible que recuerde esto de su infancia y, si usted tiene mi edad, su mamá debió haberlo enviado a una fiesta de paperas "para desarrollar su sistema inmunológico". Muy divertido, ¿no es cierto? Especialmente diez días más tarde.

Piense un poco en el revestimiento de la boca como el sendero que mencionamos antes. Tiene muchas capas de células planas, que se regeneran desde la capa más profunda. Cada nueva capa va migrando hacia la superficie en donde muere y se elimina. Esto es una buena noticia porque significa que podemos tomar frotis del interior de la boca y llevarlos a un medio de cultivo que nos ayudará a identificar las bacterias que estén causando problemas, o podemos mirarlo bajo un microscopio para detectar si las células están comportándose correctamente.

Los dientes y las encías de los maxilares superior e inferior proporcionan la estructura de la boca, y una multitud de músculos permiten que ocurra la masticación. La saliva se produce permanentemente para mantener lubricada la superficie interna de la boca. El techo de la boca, llamado paladar, separa la boca de la cavidad nasal. Es duro en la parte anterior y blando en la posterior para permitir la deglución. El paladar es importante porque tiene un gran número de vasos sanguíneos y de nervios. El nervio accesorio, responsable de las señales aferentes, tiene su trayecto con el nervio vago. Mencionaremos mucho más este importante nervio, cuando hablemos más adelante del reflujo gastroesofágico.

La lengua, un gran músculo que se inserta en los huesos estructurales de la boca, está cubierta por una membrana mucosa que la mantiene húmeda y suave. Es básica para el gusto, la masticación, la deglución y el habla. Los músculos de la boca hacen más ejercicio que cualquier músculo del cuerpo.

Entonces, ¿qué pasa con los dientes? Bien, la situación óptima es tener un perfecto juego de bien alineados dientes en unas encías saludables. En Estados Unidos, el 57 % de las personas por encima de los 75 años de edad han perdido sus dientes y utilizan dentaduras artificiales. Al menos esto corresponde al gran porcentaje de la población que no por mucho tiempo podrá comer "al dente" y que ciertamente tendrán dificultades para aprovechar el potencial nutricional almacenado en nueces y semillas. Esto limitará la cantidad de nutrientes que estas personas puedan obtener de los alimentos que consumen. También conocemos montones de viejos consejos tradicionales que pretenden ayudarlos a obtener una mejor salud mediante la selección de alimentos saludables y las opciones de preparación. Preguntándoles sobre los vegetales al vapor, indican que simplemente los dejan cociendo en este medio por una hora. Esto no es muy útil si el objetivo es lograr una buena nutrición, pero por lo menos ellos disfrutan de cacerolas y guisados con los que se pierden menos nutrientes. No se desespere si usted pertenece a ese 57 %, tenemos para usted la solución al final de este libro.

Otro hecho interesante es que en la medicina tradicional china cada diente se corresponde con un órgano del cuerpo, al que están conectados por unos canales de energía denominados meridianos. Los chinos hablan mucho de esto, y su conocimiento se basa en siglos de investigación médica. Ellos dicen que si un diente se afecta por una infección como cuando se produce un absceso, entonces el órgano correspondiente también se afectará (no tenemos aquí suficiente espacio para profundizar en este tema, pero le recomendamos hacer una búsqueda en Google sobre los "meridianos dentales"). Los dentistas naturistas han cubierto este tema tan bien, que se puede fácilmente imprimir un diagrama para acompañar las tablas de medidas en la cocina. Los dientes se clasifican en incisivos (cuatro superiores y cuatro inferiores) o dientes frontales; cuatro caninos (colmillos), ocho premolares y doce molares. La forma de los dientes tiene un propósito, lo que nos da una idea de su función. Los incisivos rompen o cortan los alimentos, los caninos ayudan a desgarrarlos, y los premolares y molares ayudan a molerlos, hasta convertir los alimentos sólidos en una pasta blanda lista para deglutir. Un dato interesante: los molares superiores están muy cerca de los senos maxilares, unas cavidades que se encuentran entre las fosas nasales y las órbitas, por lo que cualquier infección de estas muelas puede causar sinusitis, y esta puede causar dolor en aquellas. Posiblemente alguna vez te ha pasado. De igual manera, una infección o daño alrededor del nervio del diente, resultará, sin duda, en un dolor quemante que se extenderá siguiendo el trayecto del nervio, usualmente hacia la región lateral de la cabeza y la línea del cabello. A esto se le llama neuralgia y la infección por herpes es su causa más común. El virus del herpes puede permanecer "dormido" hasta que estamos en una situación de exceso de trabajo, estresados o enfermos, y no tenemos tiempo de recuperarnos. Si usted sufre de esto, querido amigo, esté alerta de la aparición de un hormigueo revelador. Más adelante hablaremos nuevamente del herpes, pero por ahora veremos otras condiciones que pueden impedir una masticación normal.

Estomatitis aftosa

Esta enfermedad se reconoce por las úlceras que produce en la boca —esas feas, superficiales y extremadamente dolorosas lesiones redondeadas— que tratamos de ignorar tanto como podemos. Estas "llagas" son lesiones abiertas producidas por hongos o protozoarios (organismos unicelulares) que pueden ser difíciles de erradicar. Usualmente tienen alrededor de 10 milímetros de diámetro y generalmente se resuelven en un periodo de siete a veintiún días. Sin embargo, pueden presentarse varias veces en el curso de la vida. No son contagiosas para otras personas, por lo que no es necesario dejar de besarnos, aunque esto también puede ser doloroso. Estas lesiones tienen en su centro una membrana de color grisáceo rodeada de un borde de color rojo intenso. Afectan aproximadamente a un 20 % de la población y pueden ser recidivantes, por lo que es necesario hallar la causa subyacente. ¿Cuáles pueden ser esas causas?

- Cualquier cosa que cause fricción puede ser responsable. Por ejemplo, cepillarse los dientes con mucha fuerza, utilizar dentaduras postizas que no ajusten perfectamente, lesionarse con ese lápiz que acostumbra masticar, trabajos dentales recientes o comer alimentos muy calientes o picantes. No se necesita mucho para lesionar la sensible mucosa de la boca y remover varias de sus capas.

- El estrés emocional y la ansiedad, especialmente si son crónicos, pueden debilitar el sistema inmunológico. Se realizó un estudio a pequeña escala entre estudiantes de odontología que habían presentado una úlcera aftosa en el paladar. La úlcera se demoró un 40 % más en sanar, cuando los estudiantes estaban bajo estrés por los exámenes. La interleucina 1, una proteína que identifica otras células inmunológicas, estaba 60 % más baja durante el mismo periodo.

- Cambios en los niveles hormonales. Algunas mujeres encuentran que aparecen numerosas aftas justo antes de su periodo menstrual; otras las desarrollan en la posmenopausia.

- Deficiencias nutricionales. Las células de la mucosa del tracto gastrointestinal tienen un proceso de renovación tan rápido (cuatro días), que con frecuencia se hace de manera desordenada. Esto puede ser el primer indicio de una deficiencia nutricional. Los nutrientes claves aquí son la tiamina, el hierro, el folato, la vitamina B12 y el zinc. Varios estudios han identificado una asociación causal con la deficiencia de uno o varios de estos. Otros han relacionado la piridoxina y la riboflavina. Lo clínicamente interesante es que la inyección intramuscular de B12 puede erradicar estas lesiones en pocas horas.

Las deficiencias nutricionales se pueden manifestar primero en la boca, debido a la alta rapidez de renovación de sus células. Niveles bajos de transquetolasa (una enzima dependiente de la tiamina) se han encontrado en personas con estomatitis aftosa recurrente; igualmente, se encontraron bajos niveles de hierro, folato y vitamina B12, o cualquier combinación de estos, en el 14,2 % de quienes la padecían. Esto también se relacionó con una pobre metilación, por lo que podría haber una conexión entre la salud oral y las enfermedades cardiovasculares. Se encontró que el 28,2% de estos pacientes tenían deficiencias de vitaminas B1, B2 o B6, y en ellos se observó una total desaparición de las aftas una vez que se corrigió la deficiencia vitamínica. La administración de 50 mg diarios de zinc durante un mes ha logrado la remisión de la estomatitis aftosa, los pacientes permanecieron asintomáticos durante los siguientes tres meses.

- No vamos a entrar aquí en muchos detalles sobre las alergias, excepto para decir que los pacientes con enfermedad celíaca (discutida más adelante) tienen alta frecuencia de recurrencia de estomatitis aftosa. Estudios diseñados para evaluar microscópicamente las lesiones y la elevación de las células blancas de la sangre han demostrado una relación causal. Los dos principales culpables son el gluten y la caseína.

- Alergias ambientales: los preservantes (ácido benzoico, el metilparabeno, el dicromato y el ácido sórbico) se conocen como inductores de las aftas.

- Muchos alimentos refinados en la dieta.

El tratamiento para la estomatitis aftosa incluye:

- Una dieta de eliminación para investigar el gluten y la caseína como posibles alérgenos.

- Una prueba de anticuerpos para alfa 1 gliadina, a fin de diagnosticar la sensibilidad al gluten.

- Administración de un suplemento de quercetina para inhibir la degranulación de los mastocitos, la liberación de histamina de los basófilos y la formación de otros mediadores de la inflamación.

- Té de raíz de regaliz, que provee soporte nutricional para el tracto gastrointestinal, estimula el crecimiento de las células secretoras de moco y da soporte a los tejidos epiteliales, lo cual mejora la función celular.

- Administración de un suplemento de vitamina C, ya que su principal función es la fabricación del colágeno que da soporte a todas las células y es vital para la reparación de las heridas y la salud de las encías.

- Suplementos multivitamínicos de alta potencia, que constituyen la base del soporte nutricional cuando no hay suficientes nutrientes en la dieta.

Candidiasis oral

Es una desagradable infección causada por el hongo *Candida albicans*. Es posible que usted haya tenido esta experiencia después de haber tomado antibióticos o si su sistema inmunológico está luchando contra algún otro patógeno. Para algunos se manifiesta como resultado de un periodo de estrés prolongado o cualquier otro factor que impida una digestión normal.

Las lesiones se presentan como una membrana blanca sobre la lengua y su aspecto general será frágil y enfermizo. Realmente no queremos quitarle el apetito, pero esas lesiones recuerdan el queso *cottage*. Pueden crecer en cualquier parte dentro de la boca, pero con más frecuencia se ven en la lengua, en el fondo de la boca y alrededor de las amígdalas. Más adelante daremos más detalles de la candidiasis, pero por ahora debe saber que a este pequeño hongo le gusta vivir en las húmedas y tibias membranas mucosas del tracto digestivo. Si usted lo ha tenido, entonces sabe que generalmente produce inapetencia más que dolor y sufrimiento. Ahora bien, puede ser doloroso en algunas personas. Cuando es doloroso, afecta seriamente la masticación y la deglución, lo cual limita la posibilidad de alimentarse cuando la nutrición es más necesaria.

A las personas que tienen la enfermedad de Crohn o sensibilidad no celíaca al gluten, frecuentemente les cuesta mantener una adecuada nutrición, así que pueden presentarse lesiones bucales. Otros factores de riesgo incluyen el uso de inhaladores de corticoides, fumar, tomar drogas que disminuyen la producción de saliva, los anticonceptivos orales, la diabetes, las dentaduras postizas que no ajustan adecuadamente, las deficiencias de hierro y vitamina B, quimioterapia y radioterapia, y el excesivo uso de enjuagues bucales antibacteriales, especialmente los que tienen base en alcohol. Curiosamente, se han hallado bajos niveles de hierro, folato, o vitamina B12 en pacientes con candidiasis oral. Usted puede comprar antimicóticos de venta libre, pero las pequeñas mejorías pueden perderse si no se investigan las causas subyacentes.

Herpes simple

Es una infección viral que ataca la piel y las mucosas. Hay varios tipos, pero ahora nos enfocaremos en dos de ellos: el herpes gingival (o gingivoestomatitis herpética) que se presenta en el interior de la boca, y el herpes labial, que se presenta en el borde de los labios. La enfermedad suele comenzar con la aparición de una ampolla o un grupo de ampollas que duelen y tienden a extenderse. Solo quienes han sufrido una infección por herpes conocen bien el dolor que produce. Hay más de setenta tipos de virus de la familia herpes; los más importantes que producen enfermedades en los humanos son el herpes simple (VHS), el varicela-zoster (VVZ), el virus de Epstein-Barr (VEB) y el *citomegalovirus* (CMV). Es muy difícil tratar esta enfermedad, ya que los virus pueden permanecer "dormidos" en las células nerviosas humanas durante mucho tiempo hasta que se presenta una situación de sobrecarga laboral o de estrés que inhibe al sistema inmunológico; entonces, se presenta un hormigueo revelador seguido de la aparición de las ampollas. Tal vez no sea la mejor idea utilizar medicación antiviral, aunque a corto plazo puede ayudar. Lo sorprendente de este virus es que recorre los nervios, por lo que cualquiera que se vea afectado determinará el sitio del dolor.

Parece que la "poción mágica" contra el herpes es fortalecer el sistema inmunológico y reducir el estrés. Vale la pena estimular el timo, y los nutrientes claves para lograrlo son el zinc, la vitamina B6 y la vitamina C. Cuando el zinc está bajo, las células T auxiliadoras, importantes para la función inmunológica, están reducidas o inmaduras; los niveles de hormona tímica se encuentran bajos, al igual que muchas de las funciones de nuestras células blancas. El extracto de timo también se ha indicado como un tratamiento potencial. Algunos estudios han mostrado que cuando la relación entre las células T auxiliadoras y las células T supresoras es alta o baja, el extracto de timo puede ser beneficioso, ya que parece que incrementa la respuesta inmune contra el herpes. Los suplementos orales de zinc (50 mg diarios), según se ha demostrado, reducen la frecuencia, duración y severidad de los ataques de herpes.

La aplicación tópica de sulfato de zinc también parece prometedora.

La vitamina C, por vía oral o tópica, puede incrementar la velocidad de cicatrización de las úlceras del herpes. En un estudio doble ciego se utilizó localmente Asconal (una preparación farmacéutica de ácido ascórbico) aplicándolo con una torunda empapada sobre las lesiones durante dos minutos, tres veces al día. Los investigadores encontraron que era más difícil cultivar el virus de muestras tomadas del grupo tratado que de las tomadas del grupo placebo. En otro estudio, veinte sujetos recibieron 1000 mg de vitamina C con bioflavonoides, donde se obtuvieron mejores resultados que el grupo que recibió placebo por 5,6 días.

La lisina y la arginina son dos aminoácidos que se oponen mutuamente en el cuerpo. La lisina tiene actividad antiviral debido al bloqueo de la arginina. Los alimentos ricos en arginina incluyen el chocolate, las nueces, las semillas y las almendras. Los alimentos ricos en lisina incluyen los vegetales, el pescado, las legumbres y las aves de corral. Estudios a largo plazo han mostrado resultados mixtos, pero esto no significa que no funcionen o que no valga la pena ensayarlos.

Las aplicaciones tropicales que pueden aportar beneficios incluyen el bálsamo de limón (*Melissa officinalis*), que puede aplicarse generosamente en los labios de dos a cuatro veces al día. También se utiliza el regaliz (raíz de *Glycyrrhiza glabra*). Esta se conoce como un inhibidor de numerosos virus de los cuales el VHS es solamente uno.

Además de proveer un aliento fresco, algunos estudios han demostrado que el enjuague bucal con extracto del aceite de menta es superior a la clorhexidina para eliminar los depósitos asociados con las caries. La menta *in vitro* tiene propiedades antibacteriales y antivirales.

Leucoplasia

La leucoplasia es una lesión blanca que se forma en el interior de la boca. Crece como un tejido cicatricial grueso y endurecido.

Puede no dar ningún síntoma hasta que se rompe, pero como es un precursor del cáncer, debe tomarse en serio. Tiene tendencia a ocurrir en el grupo de edad entre los cincuenta y los setenta años. No se debe confundir la leucoplasia con el liquen plano (se describe más abajo), el cual puede presentarse en la mucosa de la boca y en la piel. La boca es el sitio más frecuente para encontrar cáncer, por lo que es el momento de trabajar activamente para reducir el problema, si puede hacerlo. Lo más importante es dejar de fumar. Lo segundo es mejorar su estatus antioxidante.

Tanto la vitamina A como el betacaroteno han demostrado clínicamente ser efectivos contra la leucoplasia. La evidencia del efecto protector de estos nutrientes contra el cáncer oral es abrumadora. Hay otros antioxidantes que también se han estudiado bien. Algunos estudios han demostrado que la vitamina E puede producir el 65% de respuesta positiva. Lo importante con los suplementos de vitamina E es asegurarse de que tiene una forma natural, como una mezcla de tocoferol y tocotrienol.

Liquen plano

Como se mencionó, esta condición puede confundirse frecuentemente con la leucoplasia en algunas personas. La diferencia entre ambas es que el liquen plano tiene un aspecto corrugado que recuerda al liquen. Puede crecer en cualquier parte del cuerpo y confundirse también con la psoriasis. Se dice que afecta a 27 de cada 100 000 personas, principalmente en el grupo de edad por encima de los 45 años. Hay algunas escuelas de pensamiento que creen que el liquen plano puede desencadenarse por un *shock*, un virus o por la cirrosis biliar (más adelante discutiremos los problemas del árbol biliar). Lo bueno del liquen plano es que solo el 2% de los casos desarrollan cáncer oral, por lo que no constituye un gran riesgo en la población general. Puede resolverse por sí mismo, por lo que con frecuencia la persona olvida visitar a su médico.

Enfermedad periodontal

¿Ha tenido alguna vez las encías sangrantes o con un aspecto que parecieran separadas de los dientes? ¿Parece que en su baño hubiera ocurrido una masacre cuando se cepilla los dientes? ¿Le es molesto cepillarse los dientes debido a la sensibilidad? Si usted contestó que sí a alguna de estas preguntas, debería continuar leyendo esta parte. La enfermedad periodontal generalmente ocurre como resultado de una infección localizada en la boca. En este caso puede ser una gingivitis (una infección de las encías) o una periodontitis (donde el hueso del maxilar y los ligamentos que sostienen los dientes se destruyen, lo cual permite que se pierdan dientes sanos).

Hemos colocado estas alteraciones juntas en una sección, pero ciertamente son afecciones separadas. Ambas son causadas por la formación de la placa dental que permite el crecimiento de bacterias a lo largo del borde de la encía, aunque estas bacterias son diferentes en cada caso. La gingivitis es relativamente fácil de tratar ya que es más localizada y superficial. La periodontitis es una enfermedad lenta e insidiosa, y se presenta como resultado de problemas de salud subyacentes. Las inflamaciones del colon, como la enfermedad de Crohn o la enfermedad celíaca, pueden causar la enfermedad periodontal. Hablaremos de esto más adelante, pero estas enfermedades causan una gran inflamación en el cuerpo. Las amalgamas pueden ser otro factor causal, por lo que si usted puede encontrar un odontólogo "libre de mercurio", debería hacérselas revisar.

Nuestro sistema inmunológico se encuentra muy ocupado y en gran estado de alerta cuando este tipo de condiciones se presentan, y puede llegar a "confundirse" y autoatacarse. Cuando esto sucede, ¡las bacterias quedan en libertad de hacer fiesta con nosotros! Hay una fuerte evidencia que apunta a los efectos autoinmunes en la salud oral y muchos trabajos promisorios para obtener una "cura"; por favor, esté pendiente. La enfermedad periodontal es muy compleja y requiere ayuda profesional para estabilizarla. Sin embargo, esto no significa que no podamos ofrecerle lo que las últimas investigaciones han hallado para ayudarlo.

Las deficiencias nutricionales y la malnutrición pueden permitir que se produzca inflamación y causar que la cicatrización de las heridas se efectúe muy lentamente. Esto se debe principalmente a las alteraciones en el componente antibacterial de nuestra saliva.

Si usted tiene diabetes tipo 1 o tipo 2, o si sufre de osteoporosis, es más susceptible de contraer algún grado de periodontitis. Esto también es cierto para algunas condiciones como el síndrome metabólico, la enfermedad cardiovascular (arterioesclerosis, hipertensión o arritmias). Todas estas son condiciones causadas por inflamación crónica. Aun el embarazo y la menopausia pueden alterar la proporción de las hormonas, lo que tendría un impacto sobre la periodontitis. Con el transcurso del tiempo, hemos adquirido más predisposiciones genéticas, por lo que parece que somos susceptibles a casi todo.

No se preocupe. Una vez que le demos las noticias que le tenemos, su espíritu volverá a estar optimista. No todo está perdido, pero primero vamos a decirle algunas cosas sobre la diabetes y la salud oral. Es importante discutir esto porque muchos de ustedes serán diabéticos y esta condición tiene un profundo efecto sobre la boca. Si la diabetes no se controla bien, toda esa glucosa circulante en el torrente sanguíneo hará la sangre más espesa, lo cual dificultará la absorción de nutrientes hacia los tejidos. Este exceso de glucosa puede ir a cualquier parte, por lo que es absorbida por los tejidos del cuerpo. En el caso de la boca, la saliva se hace dulce y espesa. La disgeusia (distorsión en la percepción de los sabores) puede ocurrir por una proliferación de una placa de candidiasis (que crece en un medio de glucosa) o por una deficiencia de zinc, que desempeña un papel importante en la habilidad para percibir los sabores y en el control de la inflamación.

Ahora comentaremos algo en relación con la osteoporosis (lamento si esto no es su caso, pero solo queremos relacionar todas estas posibles condiciones subyacentes con la enfermedad periodontal; quienes padecen estas condiciones deberán saber que lo que deberían hacer, desde el punto de vista nutricional para su condición principal, podría tener efectos en su salud oral). Para ser justos, la relación con la osteoporosis es extraña. Ha habido especulaciones en la bibliografía médica desde hace mucho tiempo acerca de que la deficiencia de calcio y la osteoporosis pueden ser causas subyacentes de la periodontitis. Algunas investigaciones afirman que la periodontitis puede ser el primer signo de un desorden metabólico sistémico de los huesos. ¿Dado que regularmente el 50 % de las mujeres y el 12,5 % de los hombres mayores de 65 años de edad tienen osteoporosis, no debería prestarse mayor atención a esta relación y a las deficiencias nutricionales subyacentes? De cualquier manera, sucede lo siguiente: cuando hay un balance negativo de calcio en el cuerpo, el calcio se moviliza más fácil del esqueleto, en donde se localiza en las trabéculas óseas, las cuales forman la parte más blanda y esponjosa en los extremos de los huesos largos. Principalmente se encuentran en la cadera y en las vértebras, las zonas que absorben la presión y en donde se presenta la pérdida de hueso. El hueso de los alvéolos maxilares es muy similar. Diferentes estudios han demostrado que las mujeres posmenopáusicas con severa osteoporosis tienen más probabilidades de haber perdido todos sus dientes. Dietrich también encontró que altos niveles de vitamina D3 estaban asociados con una disminución en la pérdida de los dientes de pacientes por encima de los 50 años de edad. ¿Por qué le contamos todo esto? Bueno, aunque no es absolutamente crucial tener una dentadura perfecta para mantener la salud nutricional, la pérdida de piezas dentales o la alteración de los alvéolos pueden tener profundos efectos en la elección de los alimentos. El dolor y la movilidad de los dientes pueden conducir a elegir alimentos de poco valor nutricional y a depender de alimentos que no requieren masticarse. Las dentaduras postizas también tienen problemas. Los alimentos duros como las nueces y las semillas pueden introducirse por debajo de aquellas y lesionar las encías. ¿Esto quiere decir que debe renunciar a estos nutrientes si tiene estos inconvenientes? ¡Absolutamente no! Le diremos cómo salvar estos obstáculos al final del libro.

Capítulo 2

Reflujo gastroesofágico

Su gastroenterólogo le acaba de hacer el diagnóstico de reflujo gastroesofágico (RGE), o tal vez su médico general se lo ha mencionado. ¿Qué significa exactamente? Usted va a necesitar saberlo para poder darle un adecuado manejo. Busque algunas lecturas sobre el RGE, revise las guías de manejo de las causas subyacentes y de los síntomas. Un punto a favor es que usted no está solo. Es frecuente escuchar que más del 30 % de la población del hemisferio occidental visita al médico por síntomas relacionados con el RGE. Muchos otros nunca lo visitan y prefieren acudir a las prácticas complementarias, porque identifican la causa y efecto relacionados pero no pueden eliminarlas por ellos mismos, o porque no piensan que la medicina occidental pueda ayudarles.

No estamos aquí para escoger un método o práctica sobre otro, o para hacer un cuadro de "chico-bueno-chico-malo". Estamos aquí para darle algunos consejos que le permitan hacer una elección informada y manejable, y que en últimas le permita hacer su mejor elección. Lo que queremos contarle es que el RGE y su tratamiento han sido objeto de fuertes campañas de mercadeo tanto para los médicos como para los consumidores. Las drogas inhibidoras de la bomba de protones, la clase de medicamento utilizado para tratar el RGE, ocupan el tercer lugar entre las más vendidas en el ámbito mundial. Tristemente, constituyen solo un medio provisional para tapar el problema, en lugar de una verdadera solución de la causa. Pueden reducir significativamente los síntomas del RGE, pero esto tiene un precio. Estas drogas tienen efectos por un corto periodo de uso, pero en razón del efecto de rebote que producen al interrumpirlas, terminan causando dependencia. Con esto viene además el riesgo de supresión de la producción de ácido en el estómago, lo cual tiene otras consecuencias como osteoporosis, depresión, deficiencias de vitamina B12 y de minerales, proliferación bacteriana en el intestino delgado, síndrome de colon irritable y colitis pseudomembranosa (infección por *Clostridium difficile*) que puede requerir tratamiento hasta la ancianidad. Sin embargo, la falta de tratamiento del RGE puede incrementar el riesgo de esofagitis erosiva, esófago de Barrett y cáncer esofágico. Se necesita un nuevo enfoque, y para eso debemos contestar estas dos preguntas:

- ¿Cómo y por qué se altera la función normal?

- ¿Cómo podemos ayudar al cuerpo a regresar a la función normal?

Como usted supondrá, hay diferentes formas de tratamiento que pueden traerle una mejoría significativa y alivio de los síntomas. ¿Qué tan dispuesto está para tomar alimentos y nutrientes como tratamiento? Si usted está "en la jugada", entonces continúe leyendo.

ESTRUCTURA Y FUNCIÓN DEL ESÓFAGO

El esófago es un tubo muscular de aproximadamente 30 cm de largo que comienza en la garganta y termina en el esfínter del cardias en la parte superior del estómago. El cardias, también denominado esfínter inferior del esófago o esfínter gastroesofágico, es un músculo circular que se abre para permitir el paso de alimentos desde el esófago al estómago y se cierra para evitar que se devuelvan. Usted verá más adelante la importancia de este esfínter cuando hablemos del reflujo gastroesofágico (RGE). El esófago se encuentra por detrás de la vía aérea principal, la tráquea, y por delante de la columna vertebral. Está formado por tres capas: serosa, muscular y mucosa.

La capa muscular tiene fibras longitudinales que recorren el esófago de arriba abajo y fibras circulares, dispuestas en dos capas separadas. La capa externa es la longitudinal y recorre el esófago en toda su extensión. Por debajo de ella se encuentran las fibras circulares, de disposición horizontal, formando anillos en los extremos superior e inferior, y oblicuas en la parte media. Esta especial disposición en doble capa permite que los músculos se contraigan secuencialmente, creando "ondas" (peristaltismo). Estas ondas empujan el bolo alimenticio a lo largo del esófago, de la misma manera que un gusano se mueve por el suelo.

La capa serosa o areolar se compone de tejido conjuntivo, el cual constituye literalmente un "pegante" que une todas las estructuras del cuerpo. La capa interna o membrana mucosa es también muy importante porque contiene muchas glándulas, particularmente en la parte inferior del esófago alrededor del cardias. Estas glándulas secretan moco hacia la superficie interior del esófago, que protege a la mucosa del ácido del estómago. ¿No es fantástico ver cómo el cuerpo se protege él mismo de esta forma?

ENTONCES, ¿QUÉ ES EL RGE?

El RGE es un concepto relativamente nuevo en términos de enfermedad, solo reconocido en los últimos años. Poniéndolo de manera simple: el RGE es una multitud de síntomas crónicos que se originan por el daño de la mucosa del esófago. Como se mencionó, la mucosa está ahí para proteger al esófago de la erosión que puede causar el ácido gástrico. El daño se produce cuando el contenido ácido del estómago se devuelve continuamente al esófago. Además del ácido gástrico, el estómago puede contener también ácidos biliares, enzimas que fragmentan las proteínas (proteasas) y pepsina. Todas estas sustancias pueden ocasionar irritación e inflamación de esta delicada capa. El resultado del este reflujo es:

- Agrieras: una sensación quemante en el pecho que a veces se irradia al tórax y que algunas veces se acompaña de un sabor agrio en la boca.

- Dolor en el pecho: usted deberá buscar ayuda médica si siente dolor en el pecho asociado a otros síntomas como irradiación del dolor al brazo izquierdo o a la mandíbula, y dificultad para respirar.

- Dificultad para tragar (disfagia): esto ocurre más en edades relacionadas con el RGE y puede producir neumonía por broncoaspiración, una situación angustiante en la ancianidad.

- Ronquera y dolor de garganta: en casos severos, puede incluso llevar a la pérdida de la voz.

- Regurgitación de alimentos o de un líquido agrio (reflujo ácido): puede ocurrir como cuando nos doblamos hacia delante, nos acostamos inmediatamente después de comer o comemos en exceso. También puede ocurrir cuando tenemos exceso de peso.

- Sensación de bulto en la garganta: puede ser el resultado de la inflamación de las mucosas debida a la erosión por efecto del ácido o por una proliferación de la mucosa en un intento del cuerpo por proteger la garganta.

Algunos de ustedes pueden haber tenido uno o varios de estos síntomas, sin que en realidad los hayan asociado con RGE.

Jo vino a verme con una historia de diez meses de una severa ronquera y pérdida de la voz. Como era empleada de un servicio de ventas por teléfono, le solicitaron dejar su puesto y buscar tratamiento, porque llegó el momento en que no podía hablar ni le entendían por el teléfono. Jo encontró difícil de aceptar que el reflujo fuera la causa sin haber experimentado los síntomas. Jo tenía sobrepeso para su estatura, se saltaba las comidas durante el día y en la noche compensaba tomando una gran cena y, a veces, un pesado refrigerio antes de acostarse. También era una de esas personas que se acurrucaba en un asiento en lugar de sentarse recta. Jo no era consciente del reflujo, porque se presentaba principalmente de noche. El exceso de grasa de Jo se situaba en el abdomen presionando hacia arriba el estómago, lleno de comida, debilitando el esfínter esofágico inferior. Jo dormía muy ruidosamente, pero no era consciente de ello. Perdiendo algo de peso y comiendo poco y frecuentemente, cambió significativamente la situación de Jo. Este fue un caso fácil, pero no todos son así de simples.

Espero que el caso de Jo le haya dado una buena idea de los casos simples en la vida. Esto quiere decir que todos somos seres diferentes y que "una misma talla no nos queda bien a todos". Viendo específicamente el caso de Jo, podríamos engañarnos creyendo que el exceso de comida en la noche sobreestimulaba la secreción de ácido en su estómago y le producía el reflujo que le costó su trabajo. Este podría ser un concepto equivocado. Análisis clínicos de la acidez (pH) del estómago han demostrado que la mayoría de las personas que sufren de reflujo tienen bajos niveles de ácido en el estómago o una inapropiada secreción de ácido cuando no hay alimentos en el estómago. Los bajos niveles de ácido, o hipoclorhidria, crean un medio ambiente propicio para que prolifere una pequeña bacteria llamada *Helicobacter pylori* que puede causar estragos. No voy a entrar ahora en muchos detalles respecto a esta, porque lo haremos en profundidad en otro capítulo de este libro. Lo que le diremos ahora, piénselo, es que si usted tiene actualmente problemas con el reflujo, necesita descartar este bicho como la causa. Si él está viviendo con usted, entonces usted está de suerte ahora mismo si va al capítulo de las úlceras.

Déjeme explicarle qué pasa con la hipoclorhidria. Ante todo, los alimentos que usted come en cualquier comida o pasabocas pueden tener cualquier combinación de carbohidratos, proteínas, grasas o aceites. Hablando en general, los carbohidratos son más fáciles de digerir, las proteínas toman más tiempo y las grasas son aún más demoradas. Como explicamos en el capítulo de salud oral, la masticación rompe las fibras de los alimentos incrementando su superficie, con lo cual las secreciones digestivas pueden efectuar los procesos de digestión y absorción. En el caso del ácido gástrico, su papel primario es desagregar las proteínas en aminoácidos que puede utilizar el cuerpo en trabajos de construcción y reparación. Si no hay suficiente ácido en el estómago para hacer esto eficientemente, las proteínas se vuelven difíciles de digerir. En este caso, los alimentos se quedarán en el estómago más tiempo, en otras palabras, más de tres horas. Otra cosa que sucede es que los carbohidratos quedarán estancados en el estómago hasta que las proteínas sean digeridas y la masa de alimento pueda moverse. El bajo nivel de ácido permite que cualquier bacteria oportunista en el estómago tenga su fiesta fermentando los carbohidratos, hasta que, como un volcán en erupción, el contenido del estómago se envíe hacia el esófago. Esto es el reflujo (aquellos de ustedes que acostumbren preparar su propia cerveza o vino estarán familiarizados con esta situación). El reflujo del contenido gástrico, aunque tenga un nivel de ácido bajo, puede quemar e irritar la delicada mucosa del esófago y originar los síntomas.

Entonces, ¿qué otros factores pueden causar también reflujo?

- Obesidad: la grasa abdominal comprime el contenido del estómago, incrementando la presión intraabdominal.

- Embarazo: más del 50 % de las mujeres embarazadas han dicho que sufren de reflujo.

- Fumadores: el cigarrillo es un estimulante que pone el cuerpo en situación de respuesta al estrés. Esto naturalmente disminuye las secreciones digestivas. En situaciones de emergencia, el estrés temporal, con la consecuente secreción de adrenalina, puede salvarle la vida. Sin embargo, el estrés crónico puede suprimir la digestión y requerir soporte permanente.

- Chocolate: los alimentos ricos en grasas y azúcar, como el chocolate, son pesados para el estómago y la digestión. La grasa toma horas para digerirse, lo cual permite que los azúcares se fermenten, y *voilà!* Otro volcán.

- Muchos alimentos fritos: las grasas necesitan la presencia de proteínas que les permitan transportarse a través de los procesos digestivos. Muchas grasas con pocas proteínas dejan al estómago lleno de grasa y con sensación de pesadez.

- Bebidas carbonatadas: la distensión del gas es dinamita para un contenido intestinal ya fermentado.

- Alcohol: altamente fermentable, su efecto relajante es bueno para el esfínter esofágico inferior, pero pésimo para el reflujo.

- Café: un conocido irritante gástrico y estimulante, por lo que tiene los mismos efectos que el cigarrillo.

- Intolerancia a los alimentos: hay un gran número de alimentos conocidos por causar RGE. Los más comunes son el trigo, gluten, los productos lácteos, tomates, cítricos, alimentos picantes, ajo, cebollas y los otros mencionados arriba.

- Proliferación de bacterias intestinales: el crecimiento de bacterias potencialmente patógenas del intestino delgado puede producir flatulencia y distensión abdominal, lo cual afecta el tránsito intestinal.

Efectos a largo plazo del RGE

Creemos que hay una pregunta importante: "¿Por qué molestarse tratando el RGE cuando su médico puede darle unas pastillas inhibidoras de la bomba de protones y usted puede conseguir drogas de venta libre que alivian las agrieras si lo necesita?" Una simple solución para un problema simple, ¿no es así? Según mi opinión, hay algunas razones realmente importantes para hacerlo. Estos son algunos efectos específicos a largo plazo que produce el RGE:

1. El paso permanente de contenido gástrico al esófago o la presión sobre el esfínter inferior del esófago pueden ser la causa de una hernia hiatal (hablaremos más en profundidad sobre este tema más adelante).

2. Persistentes niveles bajos de ácido en el estómago pueden ocasionar deficiencias nutricionales y patologías relacionadas con la edad, y enfermedades relacionadas con estas deficiencias.

3. El RGE puede ocasionar lesiones en el esófago que requieran cirugía.

4. Hay una estrecha relación entre el RGE y el cáncer de esófago

Discutiremos cada uno de estos puntos en su momento. Comenzaremos con la hernia hiatal.

Hernia hiatal

¿Recuerda nuestra discusión sobre el esfínter gastroesofágico al comienzo de este capítulo? Bien, ahora vamos a hablar de su vecino, otro músculo situado encima del estómago, al que llamamos diafragma. El diafragma es un gran músculo fibroso dispuesto en el plano horizontal, que separa la cavidad torácica (donde están los pulmones) de la cavidad abdominal (o barriga). Impide que los órganos del abdomen, y en particular el estómago, suban hacia el pecho. También es uno de los importantes músculos que ayudan a la respiración. El esófago pasa a través de un pequeño orificio abierto en el diafragma (el hiato); esta es el área que vamos a explorar.

La hernia hiatal es muy común, especialmente si usted ya se ha unido al "club de los cincuenta". Tres de cada diez personas por encima de los 50 años de edad tendrán hernia hiatal. Los científicos creen que muchas más personas estarán afectadas, pero con síntomas menos evidentes o, incluso, sin síntomas. En efecto, muchos de ustedes ni siquiera se darán cuenta de que padecen esta condición. Hay dos tipos de hernia hiatal: por deslizamiento y por desplazamiento.

El tratamiento para ambos tipos de hernia es el mismo y, al menos para la hernia por deslizamiento, la cirugía es la única opción. Por tanto, no vamos a hablar por separado del tratamiento de los dos tipos. Sin embargo, lo pondremos al tanto de las complicaciones que pueden presentarse por una hernia hiatal. La continua erosión ácida sobre la parte inferior del esófago puede producir cicatrices que se engrosan y se contraen, produciendo un estrechamiento en el extremo inferior del esófago que ocasiona represamiento del bolo alimenticio. Esto puede causar una condición llamada esófago de Barret, en la que se produce crecimiento de células anormales en la capa interna del esófago. Esta condición debe controlarse cuidadosamente, porque la proliferación de células anormales puede ocasionar el desarrollo de cáncer del esófago.

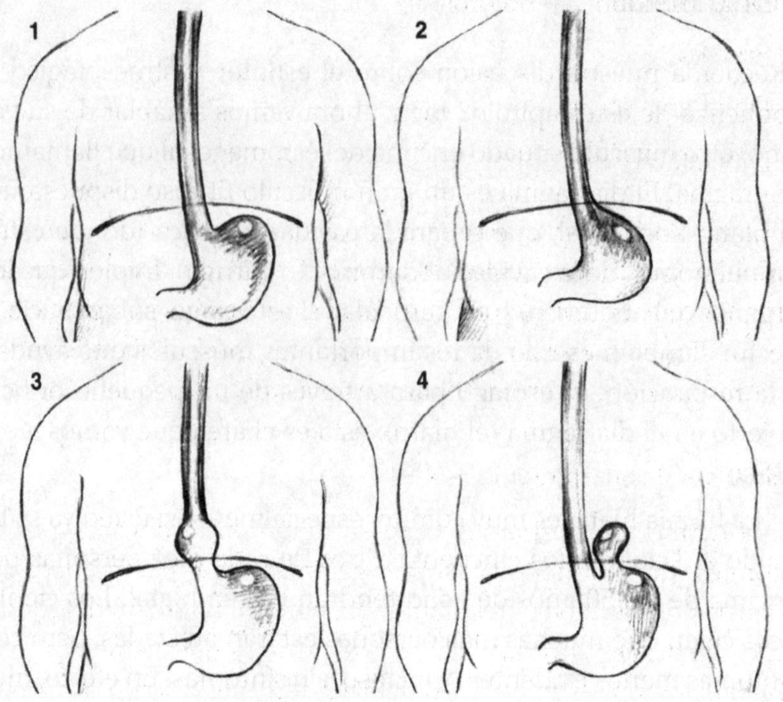

Figura 2.1. Las cuatro etapas de la hernia hiatal: (1) estómago normal; (2) erosión leve en el el extremo superior del estómago; (3) hernia por deslizamiento; (4) hernia por desplazamiento.

Hernia hiatal por deslizamiento

Es la forma más común de hernia hiatal y puede presentarse en ocho de cada diez pacientes. En la hernia por deslizamiento, la unión entre el esófago y el estómago que contiene el esfínter gastroesofágico se desliza hacia arriba a través del diafragma y crea una dilatación. La mayoría de los pacientes con este tipo de hernia probablemente no serán conscientes de su condición porque la hernia puede deslizarse hacia arriba y hacia abajo (de ahí su nombre) y los síntomas serán intermitentes. Según la opinión médica, la presencia de agrieras constituye el síntoma más característico y con frecuencia se presenta después de las comidas. Esto quiere decir que es posible sufrir de agrieras sin que haya hernia, y viceversa. Otros síntomas pueden incluir:

- Deglución difícil o dolorosa

- Eructos

- Dolor en el pecho

- Dificultad para respirar

La hernia hiatal por deslizamiento actúa como una válvula para el reflujo, por lo que cualquier cantidad de ácido que se retenga permanecerá en contacto con el esófago y producirá irritación y erosión de la mucosa, lo que ocasionará la aparición de úlceras (en el capítulo de las úlceras hablaremos más de esto).

Hernia por desplazamiento

En la hernia por desplazamiento, la unión entre el esófago y el estómago que contiene el esfínter gastroesofágico permanece en su posición por debajo del diafragma, pero una porción del fondo del estómago se desliza hacia arriba a través del diafragma y se sitúa al lado del esófago. La dificultad con este tipo de hernia es que la porción del estómago que queda atrapada puede perder su irrigación. Esto se denomina una hernia estrangulada y generalmente requiere una cirugía de emergencia. Afortunadamente, este tipo de hernia es menos frecuente que la hernia por deslizamiento. Algunas personas tienen la mala fortuna de padecer simultáneamente de los dos tipos de hernias, lo que se denomina hernia mixta.

Síndrome de hernia hiatal/descompensación del nervio vago

Este es el más interesante hallazgo que yo, Anne Pemberton (AP) he encontrado a lo largo de mis años de práctica clínica, en mi actividad como enfermera y como terapista nutricional. Esto fue una respuesta a mis plegarias por algunos de mis más desanimados pacientes y estoy realmente emocionada de poder contársela a ustedes. Antes de empezar déjenme decirles algo respecto al nervio vago. Es uno de los más importantes nervios del cuerpo. Forma parte del sistema nervioso parasimpático, el cual debe estar siempre en equilibrio con el sistema nervioso simpático. El sistema nervioso simpático nos provee de un mecanismo de respuesta al estrés para estar en condiciones de luchar o huir cuando nos enfrentamos con un problema; el sistema nervioso parasimpático tiene una influencia calmante después del estrés, lo que nos permite "regresar a la tierra". El nervio vago se origina en el bulbo raquídeo del tallo cerebral, que también es responsable de las funciones involuntarias del cuerpo, como la respiración, la frecuencia cardíaca, la presión arterial y el vómito. Desde el bulbo, el nervio vago se dirige hacia abajo recorriendo el cuello y el tórax, atraviesa el hiato del diafragma y llega al estómago. En su camino se ramifica para muchas partes del cuerpo. El nombre habla por sí mismo, viene del latín *vagus* que quiere decir "errante, vagabundo". Además de enviar mensajes desde el cerebro a los órganos del cuerpo, el nervio vago también lleva mensajes al cerebro acerca del estado de los órganos, los que constituyen cerca del 80 % del total de mensajes que lo recorren.

¿Por qué estoy diciéndoles todo esto y qué significado tiene para la hernia hiatal? Bueno, aquí está el asunto: el profesor Steven Rochlitz acuñó la expresión síndrome de hernia hiatal/descompensación del nervio vago (SHH/DNV). Él plantea que entre el 50 % y el 80 % de los adultos mayores tienen esta condición no diagnosticada, lo que de hecho puede ser un predictor de la expectativa de vida por las siguientes razones: como el nervio vago atraviesa el hiato, quedará aprisionado si este se estrecha como sucede en el caso de la hernia hiatal; cuando la persona se estresa, el cuerpo activa los mecanismos de lucha o huida, lo que interrumpe la digestión. Esto se convierte en una onda de retroalimentación negativa que crea un caos en la digestión y causa efectos negativos en otros órganos del cuerpo. Imagine un escenario familiar en el que se encuentran paradas todas las fichas de dominó, y que, al empujar la primera, todas las demás van cayendo y causando una reacción en cadena. Este es el tipo de efecto que se produce cuando se descompensa el nervio vago.

Carey Reams, Ph. D., un reconocido bioquímico, dice que algo que irrite el sistema nervioso puede ser la causa subyacente de lo que Rochlitz describe. La descompensación del nervio vago puede deberse a la toxicidad de metales pesados como el mercurio, el arsénico y el plomo. Las alergias también deben considerarse.

Quisiera agregar también a esto que cualquiera que haya tenido una vagotomía o una piloroplastia en los años 1960 y 1970 puede sufrir de SHH/DNV. Estos procedimientos quirúrgicos fueron el tratamiento usual para la úlcera gástrica hace cincuenta años. La vagotomía consistía en cortar parte del nervio vago para reducir la secreción de ácido, porque se creía (y todavía sigue creyéndose) que los altos niveles de ácido en el estómago causaban la úlcera gástrica. La piloroplastia era un procedimiento que se realizaba con el fin de ensanchar el esfínter inferior del estómago para favorecer el vaciamiento gástrico. Estos procedimientos, que se hacían para reducir el contenido ácido del estómago, ocasionaban que las proteínas debían permanecer más tiempo en el estómago para fragmentarse y, en general, todos los alimentos se demoraban más tiempo en el estómago. Esto puede causar una gran cantidad de síntomas secundarios (un poco más adelante compartiré con ustedes un estudio de caso que pienso que demuestra bien esto).

Volvamos a Rochlitz y sus descubrimientos. Él vio una gran similitud entre el síndrome de hernia hiatal y la angina. Ambos pueden causar síntomas similares y presentarse como consecuencia de los mismos eventos, como el exceso de comida, el ejercicio y el levantamiento de objetos pesados. Según mi propia experiencia, los pacientes que yo he visto con fibrilación auricular han sido objeto de vagotomía y piloroplastia, o han sufrido de reflujo gastroesofágico por años. Necesitamos hacer más estudios pertinentes para establecer la potencial relación entre estos eventos.

No solamente las personas mayores son susceptibles de sufrir de SHH/DNV, sino los niños también. Rochlitz nos cuenta que las epidemias de asma, dislexia y trastornos de aprendizaje y de comportamiento entre los niños pueden, en parte, deberse al SHH/DNV. Él dice que las sibilancias típicas del asma pueden ser uno de los efectos colaterales más frecuentes de la hernia hiatal. Rochlitz encontró que los niños con dislexia, déficit de atención, desorden de hiperactividad, autismo, síndrome de Asperger, asma y alergias, casi siempre tenían SHH/DNV.

La dificultad para sentarse de los niños hiperactivos puede deberse a que la posición sentada empeora los síntomas de SHH/DNV. Muchos asientos son muy contranaturales; ¡los asientos de niños para los autos son los peores de todos! Los niños en esta categoría, según Rochlitz, casi siempre tienen algún grado de intoxicación por mercurio, que puede provenir de las amalgamas de la madre durante el embarazo o del timerosal de las vacunas.

Otra condición, denominada el anillo de Schatzki, puede causar que el esfínter inferior del esófago se vuelva grueso y duro como tejido cicatricial. El esfínter no puede abrir y cerrar adecuadamente, incluso llegaría a abrirse cuando debería estar cerrado y causar el reflujo gastroesofágico. Contrariamente, podría permanecer cerrado cuando debería abrirse y ocasionaría que el bolo alimenticio permanezca atrapado en el esófago. Esta situación produce dificultades respiratorias, ansiedad o arritmias cardíacas como la fibrilación auricular. El pan y la carne fibrosa son los alimentos que con mayor frecuencia quedan atrapados. Estas complicaciones son frecuentes en los ancianos con demencia; estas personas pueden requerir dilataciones del anillo vía endoscópica. El doctor Arthur Steinnon ha planteado que factores como el desbalance de la progesterona (que se relaciona estrechamente con el embarazo) y el desbalance de hormonas intestinales como la colecistoquinina (CCK) y la secretina pueden estar relacionados con el anillo de Schatzki. La colecistoquinina produce la contracción de la vesícula biliar y la entrada de bilis al duodeno, en respuesta a la ingestión de alimentos grasos. Las personas que sufren de esta condición pueden sentir como si estuvieran agonizando con taquicardia, hipertensión y asma, que solo se alivian con el eructo.

Lo más triste de todo esto es que la comunidad médica tradicional no reconoce el SHH/DNV. La hernia hiatal se ve como un problema menor y, por tanto, no se relaciona con ninguna otra condición que pudiera manifestarse. Muchos pacientes sufren de déficit de atención, desorden de hiperactividad, anillo de Schatzki u otras condiciones durante décadas o incluso durante toda la vida, sin encontrar solución. Su hernia permanece oculta mientras sus alergias empeoran. Los alimentos que ocasionan estos problemas no han podido ser aún claramente identificados, aunque se lleve un diario de alimentos, porque con la hernia por deslizamiento puede suceder que un día se reaccione a un alimento (cuando el esfínter está cerrado y la comida se queda atrapada en el esófago —el estómago está "arriba"—), y otro día no (cuando el esfínter está abierto y el estómago está "abajo").

En una interesante comunicación con la doctora Patricia Kane, directora de la Fundación para la Investigación de Neurolípidos y BodyBio.com, ella seña otro factor que se debe tener en cuenta aquí. Cuando el reflujo gastroesofágico está en su peor manifestación, debemos considerar el estado de la vesícula biliar (mayor información más adelante). Si la vesícula biliar no está funcionando de manera adecuada, sino lentamente por la formación de cálculos, la presencia de parásitos o por acción de metales pesados, la retroalimentación de la colecistoquinina falla; entonces, la bilis no puede liberarse y el estómago se distiende y causa una sensación de que el estómago "se subió". Esto puede exacerbar los síntomas del RGE, en particular las agrieras y la distensión abdominal. La doctora Kane dice que siempre es necesario revisar el estado de la vesícula biliar.

Entonces, ¿qué está comiendo usted?

Según lo que se anotó antes, no creemos que usted pueda hacer justicia de verdad a su hernia hiatal sin controlar sus niveles de estrés. No quisiéramos realmente hablar de eso porque tiene connotaciones negativas. Si sucumbimos al estrés, estamos reconociéndonos como personas débiles, incluso patéticas o incapaces de salir adelante en el mundo como lo hacen todos los demás. Odio decir esto, pero esa actitud es un invento de nuestra imaginación. El estrés está en todas partes. El ritmo de la vida es muy rápido y la necesidad de triunfar es tan grande, que la mayoría de nosotros ni siquiera reconocemos el estrés que nos rodea.

Algunos de nosotros somos incluso adictos a nuestra propia adrenalina, la hormona del cuerpo responsable del estrés. A este tipo de personas las clasificamos como personalidades tipo A: siempre corriendo, haciendo varias cosas al mismo tiempo, el día no tiene suficientes horas para ellos; en otras palabras, siempre "conectados". Todos conocen a alguien así e incluso usted puede reconocerse en esta descripción. No se preocupe: la primera regla es reconocer que sucumbir al estrés no es señal de debilidad, es algo normal en el mundo de hoy. Sabiendo esto, organice el escenario para el cambio.

Otra cosa que debemos anotar aquí es que el estrés puede ser al mismo tiempo positivo y negativo; por ejemplo, la excitación de organizar su boda o el próximo cambio de vivienda. Son grandes momentos, pero la respuesta al estrés es la misma que si usted acabara de perder a su esposa que lo acompañó toda la vida. El estrés es insidioso; no recibimos aviso cuando nos acecha sigilosamente y de pronto nos muerde porque nos hemos acostumbrado a vivir con un bajo grado de él. Antes hablamos de la respuesta al estrés agudo, pero ¿qué pasaría si esa respuesta aguda se vuelve crónica? Bueno, pongámoslo de esta forma: no es un bonito panorama. Déjeme darle un ejemplo de un paciente anciano que atendí con una etapa inicial de demencia.

Jim era conocido como paciente afectado por el *Helicobacter pylori* desde que se comenzó a hablar de esta bacteria en la década de los años 1990. Simultáneamente, al lado de sus problemas intestinales, comenzó a presentar ataques de pánico. En 1988 Jim fue llevado nuevamente de urgencias al hospital, esta vez por una fibrilación auricular. Sin entrar en muchos detalles, esta es una anormalidad en el ritmo cardíaco en la que las dos cavidades superiores del corazón (las aurículas) se contraen más rápidamente que las dos inferiores (los ventrículos). Esto puede ocasionar que la sangre forme coágulos debido a la errónea e inapropiada acción de bomba del corazón, que pueden terminar produciendo una embolia cerebral o un ataque cardíaco.

Jim fue finalmente estabilizado con un gran número de medicamentos que incluían estatinas, warfarina, inhibidores de la enzima convertidora de angiotensina y digoxina. Todavía tenía la fibrilación auricular, no obstante la baja frecuencia cardíaca, y continuaba experimentando los aterrado ataques de pánico. Lo interesante en este punto es que él decidió jubilarse tempranamente y, con su esposa, iniciaron una rutina de comidas regulares, de festivos y nietos. Aunque él era considerado un guerrero y siempre parecía estar en un estado de ansiedad, manejaba bien esta situación y parecía estar tranquilo con su nueva vida. Lamentablemente, su esposa murió después de una larga lucha contra el cáncer. Los ataques de pánico empeoraron hasta el punto en que llegó a pensar que iba a morir. En este momento vino a verme.

Yo hice un gastrotest para medir si tenía suficiente ácido en el estómago para digerir sus alimentos y encontré que estaba produciendo muy poco ácido. Las pruebas de toxicidad para metales pesados encontraron mercurio (presumiblemente por la exposición a la combustión del carbón cuando trabajaba en los ferrocarriles), aluminio (quizá por el uso prolongado de antiácidos), níquel y plomo. También tenía niveles aumentados de homocisteína, lo cual indicaba un aumento en la necesidad de vitamina B12 y ácido fólico, así como de betaína (utilizada para reemplazar el ácido gástrico y como donador del radical metilo en el proceso de reducción de la homocisteína).

Mis propias conclusiones en este caso (y solo como hipótesis) son:

- La depresión subyacente ocasionó la pérdida de minerales valiosos que dejaron el cuerpo expuesto a la intoxicación inicial por mercurio en su trabajo, lo cual produjo irritación del nervio vago.

- Su naturaleza ansiosa lo predispuso directamente (vía respuesta al estrés) a disminuir los niveles de ácido gástrico.

- Él pudo haber tenido inicialmente unos niveles altos de ácido, lo cual produjo la úlcera gástrica. La cirugía para reducir el ácido gástrico y el estrés de su estilo de vida tuvieron un efecto dominó.

El resultado final fue que el bajo nivel de ácido del estómago pudo haber terminado en un RGE; igualmente pudo predeterminar el bajo nivel de vitamina B12 y de ácido fólico que a su turno permitió el aumento de la neurotoxina homocisteína en sangre. Esta correlación se ha citado en muchos documentos sobre afecciones cardíacas y en la enfermedad de Alzheimer. De hecho, el Estudio de Framingham Heart de 1995 confirmó el papel de la homocisteína en el desarrollo de la enfermedad cardíaca y de la demencia. Adicionalmente, Jim tenía la carga adicional de la intoxicación por metales pesados, ambos factores irritantes del nervio vago.

Las consecuencias de la hipoclorhidria (deficiencia de ácido gástrico)

La acidez (pH) del estómago es esencial para la digestión de los nutrientes de los alimentos. Es fundamental tener un nivel de pH de alrededor de 2 (lo cual es muy ácido) en el estómago, para asegurar una adecuada secreción de factor intrínseco, una glicoproteína producida en el estómago que es necesaria para la absorción de la vitamina B12. Este nivel de pH también ayuda a esterilizar el estómago, pues mata cualquier bacteria que entre con los alimentos que usted come. Un adecuado nivel de pH es importante para asegurar la buena digestión de las proteínas, que deben fragmentarse en los aminoácidos responsables de la reparación y regeneración de los tejidos del cuerpo. La liberación de los nutrientes contenidos en los alimentos también depende del ácido y de las enzimas gástricas; por ejemplo, la vitamina B12 se libera de alimentos de origen animal como la carne y los huevos, por el ácido gástrico y la pepsina.

La absorción del ácido fólico en el intestino delgado está influenciada por el ácido gástrico, que también libera los minerales calcio, zinc y hierro de los alimentos, y mantiene sus formas solubles hasta que se absorben. Hay también algunos estudios que han identificado que el bajo nivel de ácido en el estómago afecta la absorción de las vitaminas liposolubles A y E. Con esto en mente, deberíamos esperar encontrar más patologías como la anemia perniciosa, la osteoporosis, deficiencias en la función inmunológica y cáncer como resultado del SHH/DNV en la hipoclorhidria: esto es más frecuente como una parte de los procesos de envejecimiento. La deficiencia de folato está relacionada con enfermedades de la sangre y con algunos tipos de cáncer[7] .Se ha encontrado que la administración de folato puede ayudar en el proceso de metilación, lo cual reduce de este modo la toxicidad de la homocisteína. La malnutrición proteica ha mostrado ser un factor que disminuye la inmunidad celular, por lo que un buen esquema nutricional es vital.

Cáncer esofágico

El cáncer de la membrana mucosa del esófago puede llegar a impedir por completo que una persona se alimente normalmente. Tiende a presentarse más frecuentemente en los hombres que en las mujeres, en una proporción de 3:1. El adenocarcinoma del esófago es una forma de cáncer que se cree puede ser el resultado del RGE. Estudios realizados sobre la incidencia y prevalencia del adenocarcinoma en ciertas poblaciones han identificado su asociación con la deficiencia de vitaminas A, B6, C, E y de folato. Se dice que el consumo de fibra en la dieta puede proteger contra el desarrollo del adenocarcinoma. Si infortunadamente usted tiene condiciones suficientes para sufrir del esófago de Barret, deberá hacerse regularmente controles para descubrir sus síntomas y todo estará bien.

En Estados Unidos, el adenocarcinoma es la forma más común de cáncer de esófago. En el Reino Unido, el carcinoma de células escamosas es más frecuente. Se dice que el cigarrillo y el alcohol pueden ser la causa de la mayoría de los casos. Sin embargo, hay algunas otras causas predisponentes, como la acalasia, que ocurre cuando las ondas peristálticas de las que hablamos antes son muy lentas y no pueden mover eficientemente el alimento a lo largo del esófago, por lo que la deglución se convierte en un problema. La falta de oligoelementos como el selenio puede también tener parte en esto, así como la exposición a radiación ionizante o la infección por el virus del papiloma humano (VPH). El VPH, conocido como el causante del cáncer de cuello uterino en las mujeres jóvenes, puede afectar cualquier membrana mucosa y es también el generador de las verrugas. Las vitaminas A y C tienen propiedades antivirales, por lo que la deficiencia en estos importantes nutrientes puede ser parte del problema. Aunque la acalasia no es un tipo de cáncer, también limita la posibilidad de ingerir alimentos de la misma manera que la obstrucción del esófago que produce el tumor. Esto exige establecer una dieta líquida, lo que hace la vida increíblemente difícil, ya que es imposible obtener suficientes calorías y nutrientes, como los que se obtienen de los alimentos sólidos para mantener el peso y poder luchar contra el cáncer. En algunos casos, la alimentación por una sonda de gastrostomía podría ser la única opción para prevenir la inanición. Nosotros tenemos soluciones que usted puede encontrar increíblemente útiles para resolver este problema, pero, por favor, no se desespere todavía.

El manejo de la medicina occidental contra el cáncer de esófago es quirúrgico, con en el cual se remueve la parte de esófago donde se localiza, si todavía se encuentra en etapas tempranas y no se ha diseminado (si no ha producido metástasis) a otros órganos. Esto requiere traccionar el estómago hacia la cavidad del tórax y suturarlo a la parte superior del esófago por debajo de la garganta. Esto tiene sus riesgos postoperatorios, que incluyen los escapes a nivel de la sutura y problemas torácicos y cardíacos porque realmente no hay suficiente espacio en el pecho para contener otro órgano. Otro riesgo es que la sutura desarrolle tejido cicatricial que ocasione un estrechamiento del esófago e impida el paso normal del bolo alimenticio. Si esto ocurre, entonces la única posibilidad es colocar un tubo de gastrostomía directamente en el estómago para suministrar por él la alimentación. Cuando la cirugía no es posible, la quimioterapia es el tratamiento de elección para que el tumor se reduzca. En muchos casos, esto sucede y el soporte nutricional es un complemento que ayuda a soportar la quimioterapia.

No se trata de escoger las terapias naturales por encima de los procedimientos occidentales, porque ambos pueden trabajar juntos. La mayoría de las veces no es una elección personal, se trata de lo que seas más apropiado para el estadio del cáncer en un momento determinado. Muchos de nuestros pacientes bajo quimioterapia, para reducir el tamaño de los tumores, vienen a nosotros en los intervalos entre las sesiones para soporte nutricional, a fin de fortalecer sus cuerpos y ayudarlos a soportar los efectos de la quimioterapia. Según mi experiencia, he podido comprobar que la utilización de ambas formas de tratamiento les ofrece a los pacientes lo mejor de ambos mundos, y esto les permite tomar parte activa en su propio cuidado.

Un interesante desarrollo en terapias naturales para el cáncer es Gc-MAF (ver Plan de acción, sección 1, para más detalles). Hay una presentación en enjuague bucal de esta terapia que es útil en los tumores de la boca y la garganta, y posiblemente para inflamaciones en general.

Un paciente que conocí fue un joven con una pequeña familia. Tenía todo por qué vivir y una sentencia de muerte en tres meses por un adenocarcinoma metastásico en su cabeza. Tenía problemas para deglutir, por lo que todos sus alimentos debían licuarse. Esto significa que montones de carbohidratos estaban fermentándose detrás del tumor, causando espuma en el estómago y en la parte baja del esófago. Esto más adelante perjudicó su habilidad para mantener el peso y, lo obligó a utilizar una dieta con buena base de nutrientes. Afortunadamente para él, estaba bien concentrado en su situación. Tenía todas sus comidas analizadas en cuanto a contenido de calorías y calidad de nutrientes, y todo esto puesto en una hoja de cálculo para análisis. No esperamos esto de todos nuestros pacientes y en efecto no de él, pero qué bueno fue tener esta información inicial.

Un reflujo de largo tiempo indicaba un posible bajo nivel de ácido en el estómago y, por supuesto, no se podría iniciar un suplemento de ácido gástrico con un tumor presente. Le recomendamos mejorar sus jugos con aceites esenciales y humedecer nueces y semillas con nuestra bebida de fórmula especial (ver más adelante). Para facilitar su proceso digestivo, le recomendamos diluir la mezcla y tomarla a lo largo del día en lugar de hacerlo como una de las comidas. También le recomendamos tomar una cucharada de vinagre de cidra de manzana disuelta en agua tibia al inicio de las comidas, a fin de acidificar el estómago suficiente para realizar la digestión de las proteínas. Igualmente le recomendamos carbonato en base de electrolitos después de las comidas para alcalinizar el intestino delgado y facilitar la digestión en el resto del tracto digestivo. Después de mejorar la proporción de carbohidratos / proteínas / grasas en sus comidas, la formación de espuma disminuyó sustancialmente. Sin embargo, tuvo que seguir luchando contra la distensión abdominal alta, porque el vinagre de cidra de manzana (siendo ácido) y las sales electrolíticas (siendo alcalinas) también se fermentaban en su intestino. La distensión alta se produce por dilatación del estómago, mientras que la baja se produce por distensión del intestino. Esta era la última cosa que él necesitaba. Dejando más tiempo entre la toma de cada una de ellas, tampoco se obtuvo mejoría. Con un poco de meditación y algo de investigación de soporte, vimos la posibilidad de mezclar los dos productos y dejar que pasara la producción de gas antes de que él los tomara. Debo decir que yo no era muy optimista de que esto funcionara, pero afortunadamente así fue y todos aprendimos de la experiencia.

Recomendaciones útiles

Además de tomarse las cosas con calma y controlar el estrés, hay algunas cosas prácticas que usted puede comenzar a hacer para detener o mejorar sus síntomas. Además, eliminar la cafeína y otras exitotoxinas como el glutamato monosódico y el aspartame, es importante. Quizá la sustancia más lesiva para los nervios es el mercurio. Rochlitz dice que tal vez por su alta tasa metabólica, el nervio vago absorbe preferencialmente el mercurio. No hay evidencia de que soporte esta teoría, pero eso no significa que deba ignorarse. Las bebidas con gas, como la soda, también deberían evitarse. Muchas formas de ejercicio pueden exacerbar la hernia, por lo que debe ser cuidadoso con los ejercicios que escoge e iniciarlos lentamente. Combinar distintos alimentos puede ayudarle a reducir la eliminación de gas. Asegurarse de no comer proteínas complejas de origen animal y carbohidratos al mismo tiempo, le ayudará a mejorar el proceso digestivo.

Capítulo 3

Las úlceras y el *Helicobacter pylori*

El capítulo anterior se centró en la forma en que los alimentos llegan al estómago y los problemas que allí ocurren. En este capítulo nos fijaremos en el estómago por sí mismo, su ruta de evacuación y en el mayor problema que se presenta ahí: la úlcera.

Las úlceras del estómago y del duodeno se conocen como úlceras pépticas (puede ser difícil contarles las diferencias entre ellas, pero de cualquier manera esto no tiene mayor importancia). Las úlceras ocuparon gran parte de la actividad médica, pero su importancia está en declive. Esto se debe a dos médicos australianos quienes a comienzo de la década de los años 1980 descubrieron que la causa principal de las úlceras pépticas era la presencia de una bacteria llamada *Helicobacter pylori* (ver más adelante en el capítulo).

Estructura y función del estómago

El estómago es una estructura alargada parecida a una J, con un esfínter (un anillo de músculo que puede abrirse y cerrarse) en cada extremo. El esfínter superior evita que la comida y el contenido gástrico regresen hacia el esófago, además es en esta área que el tubo digestivo pasa a través del diafragma; cuando este esfínter funciona mal, se produce el reflujo gastroesofágico (RGE). En el otro extremo está el esfínter pilórico, que regula la salida de alimentos del estómago hacia el duodeno, la primera parte del intestino delgado. En este punto se recibe la bilis proveniente de la vesícula biliar y del hígado, así como el bicarbonato (HCO_3) y las enzimas del páncreas, que en conjunto inician la siguiente fase de la digestión.

Lo que todavía era comida cuando ingresó a su estómago, se transforma totalmente cuando sale de este. La masticación de los alimentos y la acción mezcladora de los músculos del estómago rompen su estructura física, mientras que el ácido gástrico inicia la separación de sus componentes moleculares. En este punto, el contenido gástrico es también bastante ácido, a tal grado que las persones con desórdenes alimentarios como la bulimia (comer abundantemente y luego provocarse el vómito) pueden incluso corroer la superficie de sus dientes. Pero como las enzimas del páncreas no pueden actuar en un medio ácido, este contenido debe neutralizarse por el bicarbonato que también se produce en el páncreas (más información en el siguiente capítulo).

Hay tres reflejos mediados por hormonas que controlan estas funciones. Sin incluir muchos detalles innecesarios, así funcionan:

- La gastrina se produce principalmente en la parte inferior del estómago (llamada antro), inmediatamente antes del esfínter pilórico, cuando se detecta que hay algo en el estómago que necesita digerirse. Esta hormona estimula las células de la parte alta del estómago para que produzcan ácido. Todo el proceso está también regulado por el nervio vago, que puede irritarse cuando pasa a través del diafragma (ver el capítulo del RGE).

- La secretina se produce en el duodeno, la parte del intestino delgado que se encuentra inmediatamente después del esfínter pilórico, cuando se detecta la llegada de contenido ácido proveniente del estómago. Esto estimula al páncreas para producir bicarbonato para neutralizar la acidez, lo cual activa las enzimas pancreáticas.

- La colecistoquinina (CCK) también se produce en el duodeno cuando ingresan grasas provenientes del estómago. Esto estimula al páncreas para producir y liberar las enzimas digestivas y a la vesícula biliar para liberar la bilis almacenada, ambas necesarias para la digestión de los alimentos grasos.

Un componente importante en todo este proceso de la digestión es el moco. Este elemento forma una capa que recubre todas las superficies internas: nariz, garganta y pulmones; boca, esófago, estómago e intestinos; los ojos y los oídos; y el sistema urinario. Por eso, todas ellas se denominan membranas mucosas. El propósito del moco es proteger las células de estas superficies de organismos como bacterias, virus y parásitos, y de los agentes químicos como el ácido gástrico. Un adulto saludable produce alrededor de un litro diario de moco (más, obviamente, si por ejemplo usted está afectado por un resfriado).

Úlceras

Las úlceras suceden cuando la capa de moco se rompe y el ácido alcanza las células superficiales del estómago o el duodeno. Inicialmente no se sabía cómo o por qué ocurría esto, aunque ahora sabemos que el fumar, tomar mucho alcohol, las comidas muy picantes, el estrés y las preocupaciones, y ciertas drogas, pueden causarlo. Se pensaba que siempre se causaba porque se producía mucho ácido en el estómago.

Entonces, los médicos prescribían montones de antiácidos, químicos alcalinos que neutralizan la acidez, y más tarde, toda una nueva clase de drogas, comenzando por la cimetidina (mejor conocida por su nombre comercial, Tagamet) al final de la década de 1970, que suspendían la producción de ácido en las células parietales del estómago. Estas drogas funcionaban, más o menos, pero debían tomarse de por vida.

La otra solución era hacer una cirugía para cortar parte del nervio vago, a fin de reducir los estímulos al estómago para producir ácido. El principal problema de esta opción fue que en muchos casos también se reducía la capacidad del píloro para relajarse y vaciar el estómago; entonces se requería otra intervención para fijar el esfínter en posición abierta. No era una solución ideal, pero con seguridad mantenía ocupados a los cirujanos.

El diagnóstico de úlcera es aún considerable, una de cada diez personas en Estados Unidos tiene una úlcera en algún momento de su vida. La incidencia ha venido disminuyendo desde la década de 1970 debido a cambios en el estilo de vida, principalmente por la disminución en el consumo de alcohol y cigarrillo. Fíjese cuánto fumaba y tomaba Humphrey Bogart en la pantalla, lo que era un reflejo de sus hábitos en la vida real. Él murió de cáncer de esófago a los 57 años de edad.

Cuando yo, Damien Downing (DD) era estudiante de medicina, apenas comenzando mis turnos en la clínica, fui requerido para atender un caballero con dolor de estómago. Él había sido admitido antes con una úlcera en 1945, al final de la Segunda Guerra Mundial. Los médicos de la Armada le habían dicho que solo comiera alimentos blancos y esto era todo lo que él había comido en el siguiente cuarto de siglo: productos lácteos, pan blanco, coliflor, pescado blanco. Él había adelgazado, por supuesto, casi hasta estar famélico, pero no había funcionado; todavía tenía su úlcera. En cierto sentido, él había sido afortunado al tener la úlcera durante 25 años, porque hay tres complicaciones muy serias que pueden presentarse:

1. Hemorragia, que puede presentarse como un sangrado lento durante mucho tiempo o, a veces, de una forma abundante y súbita que puede ser fatal.

2. Perforación, cuando la úlcera corroe todo el espesor de la pared del estómago o el duodeno, permitiendo que el contenido pase a la cavidad abdominal, lo que produce peritonitis y puede ocasionar un shock.

3. Cáncer, especialmente en el estómago.

Helicobacter pylori

También se pensaba que ninguna bacteria podría sobrevivir en el medio ácido del estómago, lo cual es casi cierto. Por tanto, no había forma de que una úlcera la causara una infección.

Entonces, cuando menos se esperaba, se produjo un hallazgo fortuito. En 1875, investigadores alemanes habían identificado organismos que tenían su cuerpo en forma de espiral (bacterias helicoideas) cuando examinaban al microscopio muestras de las capas del estómago humano, pero no pudieron hacerlas crecer en medios de cultivo, por lo que la investigación no condujo a nada. Cien años más tarde, en 1979, el patólogo australiano Robin Warren observó de nuevo estas bacterias. Él y otro médico, el doctor Barry Marshall, comenzaron a investigarlas y trataron de hacerlas crecer en el laboratorio. Ellos no tuvieron suerte hasta la Pascua de 1982, cuando cerraron el laboratorio durante cinco días por las fiestas de Semana Santa. Cuando regresaron al laboratorio, encontraron que en las placas de cultivo habían crecido colonias del microorganismo al que originalmente dieron el nombre de *Campylobacter pylori*, que más tarde fue cambiado a *Helicobacter pylori* (*H. pylori*).

Warren y Marshall publicaron su trabajo en el *Lancet* en 1984, pero fue recibido con escepticismo al comienzo. Para probar que realmente causaba la enfermedad, Barry Marshall bebió un vaso lleno del cultivo de esta bacteria en solución. Varios días después comenzó a presentar náuseas y vómito. Una endoscopia mostró que: (a) él tenía gastritis, una inflamación del estómago, y (b) que el *H. pylori* estaba presente. Esto aún no probaba que la bacteria producía la enfermedad, pero cuando Warren y Marshall mostraron que un antibiótico era efectivo para tratar la gastritis, el trabajo estaba hecho. En 1994, el Instituto Nacional de Salud de Estados Unidos lo hizo oficial, mediante una opinión publicada, que el *H. pylori* causaba la mayoría de las úlceras. Once años más tarde, en 2005, Warren y Marshall recibieron el Premio Nobel de Fisiología o Medicina por su descubrimiento.

Los científicos piensan que la mitad de la población mundial está infectada con el *H. pylori* y que afecta más los grupos familiares, especialmente aquellos que viven juntos en espacios pequeños donde es más fácil transmitirlo de persona a persona. No es inusual ver a toda una familia infectada. Esto no significa que todos ellos tendrán úlcera o ningún síntoma gástrico en absoluto; el 90% de las personas con úlcera tienen *H. pylori*, pero no más del 20% de las que tienen el *H. pylori* tendrán úlcera, si también están tomando drogas del tipo de los antinflamatorios no esteroideos (AINES).

La forma espiral (en sacacorchos) del *H. pylori* significa que pueden horadar la mucosa del estómago. Esto protege a las bacterias de los ácidos gástricos, pero no protege a las células del estómago o del intestino. Por el contrario, la presencia de la bacteria causa inflamación en estas mucosas, haciéndolas más vulnerables de lo normal a la acción del ácido gástrico. Efectos adicionales a la inflamación producida por el *H. pylori* incluyen la producción de mayor cantidad de ácido en el estómago y menos bicarbonato en el páncreas, lo cual empeora la situación.

El *H. pylori* no solamente causa úlceras, puede producir una serie de síntomas como náusea, vómito, diarrea, agrieras, dolor abdominal e incluso halitosis (mal aliento). Además de la úlcera, se ha relacionado con la gastritis, con cambios autoinmunes en el intestino y con una forma poco común de cáncer del estómago llamada linfoma MALT o maltoma. Por tanto, vale la pena pensar en esto y consultar a su médico si presenta cualquier síntoma digestivo crónico, porque si es así, usted probablemente no podrá deshacerse de los síntomas sin deshacerse del *H. pylori*.

Diagnóstico y tratamiento del *Helicobacter pylori*

Hace pocos años era difícil estar seguro del diagnóstico de *H. pylori* porque las pruebas no eran confiables, pero ahora son mejores. Tanto con las pruebas en sangre como con las de materia fecal, su médico tendrá un 95 % de certeza para saber si usted tiene o no una infección por *H. pylori*. El tratamiento con la "triple terapia" es exitoso al menos en el 75 % de los casos. Por tanto, si usted tiene un test positivo para *H. pylori*, conviene realizárse el tratamiento.

Usted podría argumentar, por supuesto, que si usted tiene una úlcera casi con seguridad tiene la bacteria, y que, por consiguiente, necesita el tratamiento. Pero el otro lado de la moneda revela dos efectos negativos del tratamiento: puede matar también las bacterias "amigables" del colon y puede producir resistencia bacteriana a los antibióticos. La resistencia a los antibióticos es un problema bien conocido en estos días, como pasa con la resistencia a la meticilina del *Staphylococcus aureus* (SARM o MRSA), por su sigla en inglés) que ha creado unas superbacterias en muchos hospitales. Hemos visto cómo esta bacteria se ha hecho más fuerte con el paso del tiempo y lo mismo está pasando con el *H. pylori*. Hay un viejo adagio que dice: "Lo que no te mata te hace más fuerte". Cuanto más incompletos e ineficientes son los esquemas de tratamiento con antibióticos, más rápido aprenden las bacterias a ser resistentes.

El "asesinato" de las bacterias amigables del colon ha ocurrido por décadas, dejándonos expuestos a infecciones por hongos como la cándida. Podría ser muy tarde para detener esta progresión, pero al menos podríamos hacerla más lenta utilizando los medicamentos poderosos, como los antibióticos, con respeto y solo cuando son realmente necesarios. Nosotros creamos el lío en el que estamos ahora, por eso está hablándose ahora de lo que debería ser la "medicina ecológica".

La triple terapia (dos antibióticos más un bloqueador de ácido como el omeprazol) puede ser la adecuada para usted, pero hay un par de cosas aún mejores que usted puede hacer. Una es la adición de probióticos; la revisión de un estudio de China en 2006 mostró que la adición de probióticos a la triple terapia aumentó su éxito del 75% al 83%; mientras que otro estudio de 2012 mostró que, con tan solo una semana de probióticos inmediatamente antes o después de la triple terapia, se obtenían similares resultados. Esto también redujo a la mitad el riesgo de producir diarrea, el más común efecto colateral del tratamiento.

La otra adición útil son los suplementos vitamínicos: la vitamina C (500 mg) y la vitamina E (200 UI), ambos administrados por vía oral dos veces al día. Esto llevó el porcentaje de éxito por encima del 90 % según un estudio de 2009. No estoy informado si alguien ha tratado de utilizar las vitaminas, los probióticos y la triple terapia simultáneamente, pero no veo ningún perjuicio en hacerlo, por lo que es mi recomendación.

Hay una variedad de tratamientos herbarios que tienen efecto contra el *Helicobacter*. Muchas personas en el mundo árabe utilizan el comino negro, *Nigella sativa*[4], que se consigue como aceite, y que parece tener un razonable éxito para eliminar el *H. pylori*. (se dice que es útil para muchos otros beneficios, de los cuales al menos algunos son ciertos).

Jack era un gerente que había tenido un ataque cardíaco a los 58 años de edad. También había recibido tratamiento para una úlcera gástrica. Para nadie fue una sorpresa, porque él era un fumador con sobrepeso y un trabajador sedentario, que no hacía ningún ejercicio aparte de darse una caminadita al bar. Pero esto fue cuando apenas habían comenzado las prohibiciones para fumar, por lo que el ataque al corazón le dio el último impulso para dejar el cigarrillo, hacer algo de ejercicio y comenzar una dieta decente.

Perdió algo de peso y se puso en mejores condicione, además se recuperó completamente de su ataque cardíaco, aunque todavía presentaba síntomas intestinales, principalmente agrieras que, visto ahora en retrospectiva, parecían más debidas al reflujo por su gran "barriga de cervecero" que a una úlcera. Este problema se arregló cuando organizó su dieta y su estilo de vida, pero salió con un problema diferente: un dolor abdominal tan intenso que algunas veces sus colegas lo encontraban acostado sobre el piso de la oficina porque esta posición le aliviaba un poco.

Las escanografías y endoscopias revelaron que no tenía un cáncer, ni siquiera una úlcera que se pudiera identificar. Un par de años antes le había hecho pruebas para el *H. pylori*, con resultados negativos. Ninguno de los tratamientos funcionó, lo que no tenía ningún sentido. Como no hay nada perfecto ni un examen de laboratorio 100% confiable, los repetimos y tuvimos un positivo para el *H. pylori*. Esto fue algo interesante porque parecía haber una relación entre la infección y la enfermedad cardíaca.

Entonces fue tratado con la triple terapia estándar y los síntomas abdominales desaparecieron. Posteriormente le dimos probióticos y él ya estaba tomando vitaminas C y E desde su ataque cardíaco, lo que probablemente le ayudó. Pero los antibióticos solucionaron el problema. Este caso muestra que el *H. pylori* puede causar una amplia gama de síntomas y no solamente úlceras.

AINES

Los antiinflamatorios no esteroideos o AINES (NSAID, por su siglas en inglés) se utilizan diariamente por millones de personas, principalmente para reducir el dolor en problemas como la cefalea y la artritis. La aspirina es la droga con la que todos comienzan, pero la categoría de drogas que alivian el dolor incluye algunas de las más vendidas, como el ibuprofeno, el diclofenaco y el celecoxib. El Vioxx –retirado en 2004 por considerarse responsable de la muerte de 30 000 personas al causar enfermedad cardíaca– no era un AINES. Además del riesgo de incrementar los problemas cardíacos, también pueden producir úlceras.

Cuando usted toma una aspirina o cualquier AINES –y eso incluye las bajas dosis de aspirina que la gente toma para prevenir problemas cardíacos– se presentan un par de cosas. En primer lugar, interfieren con la normal producción de moco, cuyo nombre técnico es mucina, que cubre y protege las capas internas del estómago y del intestino. Esto permite que los ácidos gástricos, la aspirina o cualquier otro químico que pueda estar presente, alcance las células subyacentes a la capa de moco dañada y las lesione.

En segundo lugar, hacen lo que dice la caja: reducen la inflamación, en particular actuando localmente, porque habrá una mucha mayor concentración de la droga en el sitio que cuando se distribuye a todo el cuerpo. El problema es que sin la inflamación, usted no podrá sanarse. La inflamación envía señales para reparar las células y las moléculas donde es necesario, así como incrementa el flujo sanguíneo en esa área para que puedan transportarse fácilmente. Sin la reparación celular, las células del intestino ya dañadas por el ácido gástrico y la aspirina no podrán repararse a sí mismas y su daño aumentará. Si el *H. pylori* aparece en el paisaje, el daño será aun peor.

Si usted tiene una úlcera y está tomado AINES, suspéndalos inmediatamente. Ahora. Encuentre otra forma de tratar con el dolor o la inflamación; aunque si usted ha sido un usuario de analgésicos por largo tiempo, es posible que lo que ahora tenga que enfrentar sea un síndrome de abstinencia por el retiro de los analgésicos. Esto significa que la fuente original del dolor puede haberse ido hace mucho tiempo y la razón por la que ahora tiene dolor obedece a la caída de los niveles del analgésico en su sangre. Esto no es su culpa; su médico lo ha convertido en un drogadicto. Cuando usted haya salido exitosamente de los analgésicos, probablemente encontrará que el dolor que actualmente experimenta no es peor que cuando los tomaba.

Cualquiera que haya sido la causa de su úlcera, una vez la haya eliminado necesitará sanar su intestino. Vaya a Plan de acción, sección 2, para saber cómo hacerlo.

Capítulo 4

El hígado

En una palabra, lo que el hígado hace es homeostasis, mantener el medio bioquímico interno del cuerpo en buen funcionamiento. Hay aproximadamente 500 funciones diferentes que realiza el hígado, pero se pueden resumir en tres funciones principales: digestión, balance y excreción. Esto también explica la extraña anatomía del hígado, que es diferente a cualquier otro órgano del cuerpo.

Usted no puede vivir mucho tiempo sin un hígado funcional. Esperamos mostrarle cómo es este órgano conectado al sistema digestivo, que a su vez es fuente de más problemas de los que se imagina.

Estructura y función del hígado

La vena porta transporta sangre directamente desde los intestinos al hígado (no es realmente una vena, porque estas transportan sangre hacia el corazón). Todos los nutrientes sacados por el intestino de los alimentos que usted come van a la sangre de la vena porta antes de ir al hígado, al igual que una variedad de toxinas y moléculas indeseables que ingresan con los alimentos; las cantidades dependen de factores como la permeabilidad intestinal (ver capítulo 8). Todas las drogas y todos los agentes químicos que usted traga siguen esta misma ruta. Como el hígado detoxifica una gran cantidad de químicos que le llegan, incluidos muchos medicamentos, algunos solo llegan al resto del cuerpo en pequeñas concentraciones y la mayor parte se excreta. Esto se conoce como el primer paso del metabolismo y es un aspecto importante por considerar en el diseño de drogas.

El primer paso del metabolismo también afecta a todas las otras toxinas y moléculas indeseables que se absorben de los alimentos, particularmente si hay un aumento de la permeabilidad intestinal. La capacidad del hígado para filtrar toxinas puede excederse, y la permeabilidad intestinal puede ser la primera causa de que esto suceda. Un hígado sobrecargado permitirá que tanto las toxinas inactivas como las que aún permanecen activas se excreten en la bilis. No más de una hora después de haber tomado una comida, las toxinas que contiene pueden haber sido absorbidas, pasado a través del hígado y llegado nuevamente al intestino por el conducto biliar[1].

Balance

La mayor parte del flujo sanguíneo del hígado llega a través de la vena porta; solamente una cuarta parte proviene de la arteria hepática (desde el corazón). Para entender lo que pasa a continuación necesitamos revisar la anatomía microscópica del hígado. Todos los hepatocitos, las células funcionales del hígado, se organizan en pequeños lóbulos, cilindros con un corte transversal de forma hexagonal. Todos los grandes vasos que entran y salen del hígado se dividen y subdividen hasta el tamaño de capilares y se localizan en el centro de cada lóbulo, de manera que en cada uno de ellos hay cuatro ramas:

- La vena porta (largas ramas conocidas como sinusoides), que trae sangre y componentes de los alimentos desde el intestino.

- La arteria hepática (mucho más pequeña), que trae sangre fresca oxigenada desde el corazón.

- La vena hepática, que conduce la sangre fuera del hígado hacia el corazón.

- El conducto biliar, que conduce la bilis hacia el intestino y al exterior del cuerpo.

Esta disposición trae todos los nutrientes que usted come y todas las moléculas presentes en el flujo sanguíneo a las células hepáticas en donde se produce la homeostasis: ellas almacenan y liberan, construyen y reducen, muchas de las moléculas que nosotros necesitamos para el funcionamiento diario.

Incluso las moléculas supuestamente saludables pueden llegar a ser una carga muy grande para el hígado (al menos los carbohidratos pueden serlo), entonces tendremos un hígado graso conocido también como esteatohepatitis no alcohólica (NASH, por su sigla en inglés). "Esteatohepatitis" significa hígado graso e inflamado, situación que tambіén se conoce como enfermedad grasa no alcohólica del hígado (NAFLD, por su sigla en inglés). La versión alcohólica es de evolución más rápida y más severa, por supuesto, pero NASH está usualmente asociada con la obesidad y la diabetes tipo II, lo que trae sus propios problemas. Con una dieta adecuada, esto se soluciona fácilmente.

Excreción

Los finos canalículos biliares en los lóbulos hepáticos van uniéndose unos a otros y eventualmente terminan en el conducto biliar (colédoco). Este conducto, que desemboca en el duodeno, la parte del intestino que está inmediatamente después del estómago, tiene una rama que comunica con la vesícula biliar. El hígado produce la bilis a un ritmo constante, pero como ella solo es necesaria en el intestino cuando llegan alimentos que deban digerirse, el cuerpo la almacena en la vesícula. Mientras está allí, es poco concentrada. Si algunos componentes se encuentran super-saturados (demasiado concentrados y sin disolverse), se precipitan y forman los cálculos biliares. Estos pueden permanecer allí por muchos años; pero si alguna causa los expulsa de la vesícula, pueden causar dolor e incluso ictericia mientras pasan por el delgado conducto biliar hacia el duodeno, o deben ser extraídos por el cirujano.

Además de su función excretora, la bilis también es necesaria para la absorción de las grasas de la dieta. Las sales biliares actúan como detergentes que rompen las moléculas de grasa en pequeñas partículas llamadas micelas, que son fácilmente digeribles. Junto a las grasas, también absorbemos las vitaminas liposolubles

A, D, E y K, y algunos otros nutrientes importantes. Cualquier cosa que obstruya el flujo de la bilis interfiere con esto. Usted puede saber si ello está sucediendo porque el color oscuro de la bilirrubina y otros pigmentos biliares le dan el color característico a la materia fecal. Las heces pálidas indican ausencia de bilis, pobre absorción de grasa y probablemente, también, una deficiente detoxificación.

Desórdenes hepáticos

Más de 700 trasplantes hepáticos se realizan en el Reino Unido cada año. Sin embargo, el número de muertes por enfermedades del hígado supera las 10 000. En los Estados Unidos hay aproximadamente 6000 trasplantes de hígado y 31 000 muertes al año, la mayoría de ellas debidas a cirrosis crónica y a hígado graso. Pero existe un desagradable escenario sobre el cual usted debería estar informado, que puede causar falla hepática y que describiremos más adelante.

El síntoma más obvio de enfermedad hepática es la ictericia, cuando en un primer momento la parte blanca de los ojos y luego la piel se tornan amarillos. Esto se debe al aumento de la bilirrubina, un producto natural de los glóbulos rojos de la sangre que, se supone, debe excretarse con la materia fecal. Pero muchas de las enfermedades del hígado no producen ictericia, pues esta también puede causarla el bloqueo en el flujo de la bilis, usualmente por cálculos biliares (esto será tratado en el siguiente capítulo).

Falla hepática

La causa más común de falla aguda del hígado, tanto en Estados Unidos como en Reino Unido, es el envenenamiento por acetaminofén (también llamado paracetamol en Reino Unido). Hay más muertes por esto que por hepatitis aguda; es difícil precisarlo, pero la Administración de Drogas y Alimentos de los Estados Unidos (FDA, por su sigla en inglés) calcula que por lo menos se producen 980 muertes al año relacionadas con drogas de venta libre, como el Tylenol, que contienen acetaminofén.

Esos son los números; ahora pongámosle un rostro humano a esto. El acetaminofén se utiliza mucho en el mundo como analgésico y en el tratamiento de la fiebre; la mayoría de las personas que fallecen por esta causa nunca habían sido advertidas, simplemente lo tomaban para su dolor sin imaginarse lo tóxico que es: con tomar solamente ocho comprimidos al día por pocos días, se produce daño hepático, y tomar 16 tabletas en una sola dosis podría matar a algunas personas. En Reino Unido se redujo a 16 el número máximo de tabletas que se pueden vender en un empaque, para reducir las muertes, pero esto ha hecho muy poca diferencia.

Algunas veces las personas toman una manotada de pastillas de acetaminofén como un grito de ayuda: un parasuicidio. Al día siguiente pueden levantarse sintiéndose bien y asumen que esto no les ha hecho nada. No es sino hasta dos o tres días después que comienzan a sentir un vago dolor abdominal y cuando buscan ayuda médica ya es muy tarde; su hígado ya está fallando. Sin un trasplante hepático, caen en coma y mueren.

El hígado tiene al menos tres mecanismos para eliminar el acetaminofén: sulfatación, glucuronidación y (usualmente en una pequeña proporción) oxidación. Infortunadamente, la vía de la oxidación (por las enzimas CYP450) produce más moléculas tóxicas llamadas NAPQI. Cuando las otras dos enzimas están sobrecargadas, más moléculas van a la vía de la oxidación, y como resultado se produce más NAPQI, lo cual agota rápidamente el glutatión hepático, el cual es esencial para el sistema de defensa antioxidante intracelular. Sin esta defensa, las células y el hígado mueren.

El tratamiento para esto –el único, aparte del lavado gástrico si todavía está a tiempo– es la N-acetilcisteína (NAC), una versión del aminoácido cisteína. Incluso esto debe administrarse suficientemente pronto para bloquear el espiral de daño bioquímico. Si usted está hospitalizado con falla hepática, deben administrarle NAC, probablemente por vía endovenosa (en un goteo), pero usted puede comprar la presentación de administración oral.

Si fuera una vitamina, el acetaminofén ya habría sido prohibido hace muchos años. Es extraordinario que usted pueda todavía entrar en una farmacia y comprar esta sustancia. Muestre algo de respeto por su hígado y no la tome.

Hígado graso, esteatohepatitis no alcohólica (NASH) y cirrosis

Juntos, el hígado graso, la esteatohepatitis no alcohólica (NASH) y la cirrosis forman la vía común que conduce al daño hepático crónico; en otras palabras, todos los caminos conducen allí. Hay tres causas principales, todas ellas importantes en el mundo occidental del siglo XXI:

- El exceso de alcohol.
- El síndrome metabólico.
- La hepatitis infecciosa.

Aproximadamente, cada una de estas tres causas es responsable de un tercio de los casos de daño hepático, aunque hay otras causas menos frecuentes, como los daños por drogas y la malnutrición.

Sin complicarnos en detalles precisos, hay tres etapas en el proceso que lleva a la falla hepática:

Etapa 1. Hígado graso

Acumulación de grasa, principalmente triglicéridos, en el hígado. Este es el primer signo de daño hepático, aunque las pruebas de sangre pueden mostrar alguna elevación de las enzimas hepáticas. Si no se efectúa tratamiento, evolucionará a la segunda etapa en un tercio de los casos.

Etapa 2. NASH

Esteatohepatitis no alcohólica: es hígado graso más inflamación. Por supuesto, si el alcohol es el factor causal, tendremos la enfermedad alcohólica del hígado (ALD, por su sigla en inglés).

Etapa 3. Cirrosis

Hígado graso más inflamación y fibrosis con muerte celular. Esta etapa se torna rápidamente irreversible y el hígado comienza a fallar progresivamente en su función de la homeostasis. Los niveles de metabolitos tóxicos aumentan y elementos esenciales como la albúmina (una proteína) y los factores de coagulación caen. Eventualmente, el paciente entra en un coma tóxico (encefalopatía hepática).

Tratamiento

Esta enfermedad hepática es muy compleja, por lo que los medicamentos tienen muy poco que ofrecer, y la cirugía aun menos. El único tratamiento real es nutricional. Ahora bien, usted podría pensar que para una enfermedad llamada hígado graso, el tratamiento nutricional debería ser eliminar las grasas, pero en realidad lo cierto es lo contrario. Las grasas que se acumulan en el hígado son triglicéridos, que provienen del azúcar y de los carbohidratos de la dieta, más que de las grasas. Uno de los problemas claves en el síndrome metabólico es la resistencia a la insulina que transporta el azúcar, no las grasas, al interior de las células. Este síndrome metabólico y la obesidad que lo acompaña han constituido un mayor problema desde que comenzamos a refinar el azúcar e inventamos la "comida chatarra".

Entonces, la parte central del tratamiento contra el hígado graso (etapa 1) es una dieta cetogénica baja en carbohidratos y alta en grasas (ver Plan de acción, sección 1, para más detalles.) Cuando personas con sobrepeso e hígado graso se sometieron a esta dieta por seis meses, la salud de su hígado mejoró y en promedio perdieron 14 kilos.

Cuando el problema está más avanzado (etapas 2 y 3), las personas típicamente pierden interés en la comida y se desnutren, lo que empeora sus problemas. Muchos buenos alimentos se requieren en una dieta saludable básica (ver Plan de acción, sección 1), así como una gran cantidad de nutrientes específicos. Posiblemente, el más importante es el zinc, que en los pacientes con cirrosis es deficiente; su administración como suplemento ayuda mucho para aliviar los síntomas, incluida la encefalopatía hepática.

HEPATITIS

La palabra simplemente significa inflamación del hígado, pero la experiencia no es muy divertida. El proceso puede ser agudo o crónico, y la causa es básicamente por infección o por intoxicación, más un pequeño número de casos de origen autoinmune.

La hepatitis aguda es una de las dos principales causas de ictericia, junto a la presencia de cálculos en la vesícula biliar. Usualmente, el primer signo de hepatitis aguda es la pérdida del apetito, seguida de náuseas y vómito, con fatiga y dolor en el área del hígado. La orina se torna de color marrón oscuro y la materia fecal descolorida. Si la inflamación es severa puede que necesite hospitalización con goteo intravenoso para reponerle líquidos. Si las cosas empeoran, usted puede entrar en falla hepática y en coma por encefalopatía hepática.

Para la mayoría de las personas, sin embargo, la enfermedad es menos severa: a algunas ni siquiera les da ictericia. Todo el proceso puede durar entre diez días y diez semanas, aunque a veces una hepatitis aguda puede volverse crónica.

La hepatitis crónica puede durar de por vida, pues los síntomas pueden ser bastante vagos: malestar y fatiga que aparecen y desaparecen de manera impredecible. La consecuencia más seria a largo plazo es el riesgo de desarrollar cirrosis o cáncer de hígado.

La hepatitis infecciosa es casi siempre causada por virus. Se solía pensar que había un tipo de hepatitis infecciosa, pero ahora sabemos que existen cinco tipos diferentes denominados A, B, C. D y E, todos producidos por diferentes familias de virus (en otras palabras, no están relacionadas entre ellas), que se transmiten por diferentes medios y que ocasionan diferentes patrones de la enfermedad.

Hepatitis A

La hepatitis A se transmite, generalmente, por contaminación fecal-oral y es más frecuente en áreas tropicales donde las condiciones higiénico-sanitarias son un problema. La mayoría de las personas en estas regiones adquieren la enfermedad durante la infancia, lo que les da inmunidad de por vida. Actualmente hay más casos de adultos en Estados Unidos que en otros países desarrollados, porque la enfermedad no se adquiere en la infancia.

Cuando usted contrae la hepatitis A, desarrolla ictericia y se siente mal por un tiempo, incluso puede necesitar cuidados hospitalarios, pero luego la enfermedad desaparece. Es raro que se desarrolle hepatitis crónica después de una infección de hepatitis A.

Hepatitis B

A menos que la hepatitis B se trasmita al momento del nacimiento, su forma de contagio es por contacto sexual o por agujas. Si usted tiene sexo con una persona infectada, tiene el 30 % de posibilidades de adquirirla; si usted usa drogas intravenosas, la posibilidad sube al 50 %. Y por supuesto están las personas que tuvieron la mala suerte de adquirirla por una transfusión de sangre (especialmente los hemofílicos que deben someterse a muchas de ellas), antes de que se comenzara a examinar a los donadores. Algunos incluso adquieren el virus de la inmunodeficiencia humana (VIH) por esta vía.

La enfermedad aguda puede ser moderada y breve, o más severa y llevar a una falla hepática. Si usted se recupera, tiene el 5 % de posibilidades de desarrollar hepatitis crónica.

Hepatitis C

La hepatitis C tiene el mismo patrón de trasmisión de la hepatitis B: contacto sexual o agujas. No podemos asegurar la incidencia de esta enfermedad porque la mayoría de las personas (más del 75 %) nunca supieron que tenían una infección aguda y, por tanto, no hicieron nada al respecto. Es la principal causa de hepatitis crónica, ya que cerca del 80 % de los infectados la desarrollan.

Hepatitis D

Usted solamente podrá tener una infección activa de hepatitis D si ya ha tenido la hepatitis B. Como en las hepatitis B y C, la vía de infección es el contacto sexual o las agujas.

Hepatitis E

Como en la hepatitis A, la vía de transmisión es la contaminación fecal-oral.

Usualmente es una enfermedad moderada y se describe como autolimitada, lo cual significa que generalmente no requiere tratamiento. Solamente en la mujer embarazada y en su bebé puede ser muy seria, pues causa una alta proporción de muertes. Si esto tiene algo que ver con usted, no siga leyendo, vea a su médico inmediatamente.

Tratamiento

Usted no debe manejar una hepatitis aguda, necesita ver al médico para las pruebas de sangre, monitorear su condición y recibir tratamiento si es necesario. Esto no significa que usted no tenga nada que hacer para ayudarse.

Las personas con hepatitis aguda no están interesadas en la comida, pero deben tomar abundantes líquidos para mantener el funcionamiento de los riñones, que están manejando grandes cantidades de bilirrubina de color marrón oscuro y otras moléculas que deben excretarse. También debe proporcionar algo de descanso a su hígado, por lo que las bebidas alcohólicas, el tabaco, el acetaminofén / paracetamol y los suplementos de hierro deben suspenderse, así como todas las sustancias que puedan empeorar el daño a las células hepáticas. La dieta debe ser suave y no sobrecargarla de carbohidratos ni grasas. No hay un tipo particular de grasas que usted deba evitar en la dieta, deben ser todas.

En la fase aguda de cualquier infección, usted probablemente necesite darle un descanso al órgano afectado; esto es particularmente cierto en el caso de la hepatitis. Todas las vitaminas y otros suplementos recomendados más adelante para la hepatitis crónica pueden también ser útiles en el proceso agudo. Sin embargo, no piense que puede manejar esta situación por usted mismo. Si su hígado está bastante malo como para poner sus ojos amarillos por la ictericia, entonces lo mismo está sucediendo con su cerebro y su juicio está alterado. Usted no está en capacidad de decidir lo que necesita, ¡usted necesita ayuda!

La hepatitis crónica es un asunto diferente. Los tratamientos con drogas son menos efectivos y, como es posible que usted los haya estado tomando por largo tiempo, pueden ser más tóxicos. Pero definitivamente hay cosas que usted puede hacer para ayudarse a sí mismo en este caso.

1. Limpiar

Usted no puede evitar los virus, pero sí los "venenos" que pueden empeorar el daño. Aquí también aplican las mismas prohibiciones que para la enfermedad aguda: no a las bebidas alcohólicas, al tabaco, al acetaminofén / paracetamol y a los suplementos de hierro; estos pueden empeorar el daño al hígado.

2. Proteger

Es fácil pensar que la terapia nutricional se reduce a dar antioxidantes ciegamente para cualquier dolencia. Esto no es cierto, pero en la hepatitis crónica, la administración suplementaria de antioxidantes se justifica. El más importante de estos es la N-acetil cisteína (NAC) y puede ser su punto de inicio. Otros antioxidantes pueden actuar sinérgicamente con la NAC, como las vitaminas C y E, y opcionalmente la vitamina B12 y el ácido alfa-lipoico.

3. Nutrir

En la fase crónica de la hepatitis usted puede comenzar a alimentar el hígado con los elementos que necesita para repararse a sí mismo; los lípidos (grasas y aceites) son los nutrientes más importantes aquí. Usted necesitará todos ellos.

* Omega-6, principalmente de los vegetales

- Omega-3 del pescado (pero no aceite de pescado, a menos que lo especifiquemos).

- Omega-9, es casi exclusivamente ácido oleico del aceite de oliva.

- Grasas saturadas de productos animales y del aceite de coco y/o manteca de cacao (¡puede revisar el uso medicinal del chocolate!).

Cuando se está tratando una hepatitis, se tienen requerimientos especiales, por lo que hay que agregar otros dos:

- El butirato, que es una grasa de cadena corta y previene el daño causado por las sustancias tóxicas (inhibe el metabolismo lípido aberrante inducido por toxinas).

- Fosfatidilcolina, que es la forma de lípido necesaria para formar parte de la membrana celular. El cuerpo lo hace todo el tiempo, pero tomando un suplemento por vía oral (o en inyección, si es necesario) se acelera este proceso y ayuda a eliminar los daños tóxicos.

Ver Plan de acción, sección 1 para más detalles sobre los suplementos de lípidos utilizando el "Power Drink" o el coctel de neurolípidos.

Capítulo 5

El árbol biliar

Este capítulo es para aquellos que tienen condiciones asociadas con la vesícula biliar o cualquiera de sus conductos tributarios. Como en los otros capítulos, le daremos un vistazo general de la anatomía y la fisiología, o de la estructura y función de este órgano, seguido de las condiciones relacionadas con su mal funcionamiento. Afortunadamente, usted ya ha leído el capítulo del hígado, porque estos dos sistemas están estrechamente relacionados. Cualquier afección del hígado afecta la vesícula biliar y viceversa; y cualquier condición que afecte el hígado o la vesícula biliar puede afectar cualquier órgano del cuerpo. Usted verá cómo y por qué cuando continúe la lectura.

Entre abril de 2005 y abril de 2006 se extirparon 49 077 vesículas biliares (término médico: colecistectomía) en Reino Unido, según el National Health Service Institute for Innovation and Improvement. En efecto, es una de las más frecuentes cirugías que se realizan. Es un procedimiento estándar que comienza cuando la persona primero acude al hospital como paciente externo, hasta su completa recuperación después de la extirpación de la vesícula. Mientras no sea una situación de urgencia, hay algunas medidas que usted puede tomar para conservar su vesícula, asumiendo que todavía no ha alcanzado el punto de no retorno.

Estructura y función de la vesícula biliar

La vesícula biliar es un pequeño saco de aproximadamente 7-10 cm de largo con una forma similar a una pera; su extremo más ancho tiene aproximadamente 3 cm. Como puede verse, no es una estructura muy grande, pero sí es muy importante. Puede contener entre 30 y 50 ml de bilis, y descansa sobre la cara inferior del hígado, la que se encuentra unida por tejido conjuntivo. Las paredes de la vesícula tienen tejido muscular, por lo que cuando se estimula se contrae y libera la bilis. Al igual que el esófago, la vesícula tiene una membrana interna mucosa que secreta moco para proteger este delgado órgano de la irritación causada por las sales biliares concentradas que almacena. También tiene una capa externa serosa que la mantiene lubricada para evitar que se adhiera a otras estructuras. La capa muscular se encuentra entre la serosa y la mucosa.

Como usted ya sabrá por la lectura de los capítulos anteriores, la bilis se produce en el hígado y llega a la vesícula a través de dos conductos, el cístico y el hepático. Una vez en la vesícula, la bilis se concentra de cinco a diez veces. Cuando los alimentos parcialmente digeridos dejan el estómago y llegan al duodeno (la primera parte del intestino delgado) en forma de quimo, una hormona llamada colecistoquinina es liberada por el intestino delgado, la cual hace que la vesícula se contraiga. Esta contracción libera la bilis que emulsifica las grasas de los alimentos, permitiendo que se mezclen con agua y el cuerpo pueda asimilarlas. La bilis llega al conducto biliar común, el cual la conduce al duodeno, en donde se encuentra con el quimo ácido que viene del estómago. Imagine la bilis como una clase de detergente que convierte los glóbulos de grasa en pequeñas gotas para permitir que sean asimilados por el cuerpo cuando sea necesario. Si la bilis no puede ser expulsada de la vesícula biliar por alguna razón, usted puede volverse ictérico con el tiempo.

¿Qué es la bilis? ¿Por qué es tan importante?

Los principales componentes de la bilis son las sales biliares, los pigmentos, los fosfolípidos, la bilirrubina y el colesterol. Las sales biliares son los componentes más importantes. Se forman en el hígado a partir del colesterol, por lo que mientras usted está ocupado tratando de bajar los niveles de colesterol, piense en lo que sería una vida sin bilis. Mi opinión es que ni a la vesícula biliar ni al colesterol se les da suficiente importancia en la bibliografía médica. El sentimiento general es que podemos vivir sin la vesícula biliar, lo cual es cierto. Esperamos que cuando haya leído este capítulo, usted dará la debida consideración a si le gustaría que esto sucediera.

Hay una nueva idea respecto a los ácidos biliares, sobre la cual quisiéramos alertarlo en este capítulo. Se cree que están estrechamente relacionados como mediadores con lo que denominamos desórdenes metabólicos, desórdenes en los cuales el cuerpo es incapaz de obtener energía de los alimentos. Obesidad, diabetes tipo 2, triglicéridos altos, arterioesclerosis, enfermedad no alcohólica del hígado, alteraciones digestivas y de la piel, caen dentro (pero no exclusivamente) de esta categoría.

Para producir la bilis necesitamos vitamina C, taurina, oxígeno, vitamina B3, colina y betaína o trimetilglicina. Una vez el alimento llega al duodeno, la bilis se libera para actuar sobre las grasas y los nutrientes liposolubles, permitiendo su absorción. Los nutrientes liposolubles incluyen las vitaminas A, E, D y K, y la coenzima Q10. Después de haber actuado, el 90% de la bilis se reabsorbe en el intestino delgado y regresa al hígado para reutilizarse. Estos nutrientes liposolubles son muy interesantes y cada uno de ellos tiene distintas propiedades. La vitamina A es antiviral y da especial soporte a todas las membranas mucosas del cuerpo. Es realmente importante como auxiliar de la inmunidad en los pulmones y en el tracto digestivo. También es muy importante para la retina en los ojos y para la piel, pues regula la renovación celular. Con inadecuados niveles de vitamina A, estamos predispuestos a infecciones virales en el pecho, dificultades en la visión e intolerancia alimenticia. Cientos de investigaciones relacionan la vitamina D con muchas enfermedades del sistema inmune. Además, ayuda a la absorción y utilización del calcio en la modelación ósea y a la resistencia de las membranas mucosas. Las vitaminas A y D se conocen como las "vitaminas del sol". La vitamina E es un antioxidante liposoluble que ayuda a prevenir que las grasas y aceites se vuelvan rancios. Ayuda a adelgazar la sangre y asegura la buena circulación. Ha sido tomada en su forma natural como mezclas de tocoferol y tocotrienol para mejores resultados. La vitamina K controla la coagulación de la sangre y es el antídoto para la sobredosis de warfarina. Es también importante como soporte inmunológico y como nutriente para la remodelación ósea.

La coenzima Q10 (CoQ10) es ligeramente diferente de las otras vitaminas, porque el cuerpo la absorbe solo en la juventud. Después de los 40 años de edad ya no podemos hacerlo y debemos tomarla como suplemento. CoQ10 es como la chispa de nuestras mitocondrias, las pequeñas centrales de poder de nuestras células que producen energía. Si usted está tomando estatinas, realmente debe tomar CoQ10.

Otro factor que se debe tener en cuenta es que la bilis ayuda al peristaltismo intestinal. Si usted recuerda, en el capítulo 2 decíamos que el peristaltismo es el movimiento en forma de ondas que se produce por la contracción de los músculos circulares y longitudinales en el esófago. Esta actividad se extiende a todo el tracto digestivo, impulsando los alimentos y previniendo la constipación y la reabsorción de elementos tóxicos en el intestino grueso. El tiempo del tránsito intestinal debe ser menor de 24 horas desde la boca al ano, para prevenir síntomas como el embotamiento mental, cefalea o confusión. En los ancianos siempre se asocian estos síntomas con un tránsito intestinal lento.

Tomar suplementos que promueven los ácidos biliares ha mostrado ser útil para reversar la acumulación de grasas por la activación de hormonas que regulan el peso[2]. También han demostrado tener efecto sobre el metabolismo de la glucosa en la diabetes tipo 2 a quienes se prescribió colestiramina para adelgazar la bilis; mejorar el flujo biliar disminuye la resistencia a la insulina, por lo que el resultado final fue una disminución del riesgo de desarrollar diabetes vinculada a la obesidad. Las sales biliares son también bacteriostáticas; esto es, pueden detener la reproducción de las bacterias. No pueden matar las bacterias residentes en el intestino, pero pueden mantenerlo "limpio" al prevenir que aumenten, lo que es verdaderamente útil. Colaboran con el sistema inmunológico para eliminar las bacterias dañinas, antes de que tengan la oportunidad de colonizar. Lo último que usted necesita, si tiene problemas digestivos, es una proliferación bacteriana en el intestino delgado (SIBO, por su sigla en inglés) de la cual hablaremos más adelante. Otro estudio ha encontrado que la bilis también tiene efectos antiinflamatorios mediante la modificación del metabolismo lípido. Se ha visto que previene la formación de coágulos sanguíneos en los riñones, por lo que podría ser útil en el tratamiento de enfermedades renales, especialmente en la neuropatía diabética. Los efectos antiedad de los ácidos biliares también han sido estudiados en relación con el manejo de la generación celular, su división y crecimiento. Los efectos adversos en el envejecimiento se han relacionado con alteraciones de la función inmunológica y con un incremento en la inflamación por disminución en la capacidad para digerir y absorber los alimentos. En un estudio realizado en Hungría, la administración de sales biliares tuvo un significativo efecto positivo sobre la condición de la piel en pacientes con psoriasis.

Ahora que usted puede ver lo importante que es asegurar un adecuado flujo biliar, permítanos revisar algunas de las formas en las que el flujo de la bilis puede interrumpirse y cuáles podrían ser sus efectos.

Debemos mencionar aquí a las personas que tienen enfermedad celíaca (discutiremos sobre esto en detalle más adelante) que desarrollan inflamación del intestino delgado cuando comen gluten. La hormona colecistoquinina (CCK) se produce en la primera parte del intestino delgado, por lo que quienes sufren de enfermedad celíaca tendrán dificultades para que actúe la CCK. El gluten también parece que afecta la contracción de la vesícula biliar, así que los pacientes celíacos tienen lo que llamamos una muy baja fracción de eyección biliar. Una escanografía hepatobiliar puede requerirse para confirmar esto.

Una mujer de 62 años de edad se presentó con una larga historia: un cáncer previo y una multitud de otros síntomas no relacionados: enfriamiento en los hombros, migraña del lado derecho, síndrome de colon irritable, hipercolesterolemia (altos niveles de colesterol en la sangre), brotes en la piel, cansancio incesante, ataques de pánico. La radioterapia a la que fue sometida resultó exitosa para erradicar el cáncer, pero redujo seriamente su función tiroidea. Cuando vino a consultarme (DD), estaba siguiendo una dieta vegana para reducir su colesterol.

En el curso de los siguientes meses se hizo aparente que la mayoría de sus problemas de salud ocurrían a lo largo del meridiano de la vesícula biliar, a pesar de que ella había sido sometida a una colecistectomía tres años antes. No obstante haber recibido toda la información respecto a los riesgos e imponderables que se podrían presentar, ella estaba ansiosa por realizarse un procedimiento de limpieza de la vesícula biliar. Hay numerosas formas para realizar este procedimiento que pueden encontrarse en internet, pero la escogida fue la diseñada por Andreas Moritz. Este requiere un periodo de ayuno previo para relajar el árbol biliar con sales de Epsom, seguido de la estimulación de la vesícula con una bebida de aceite de oliva y jugo de toronja roja antes de acostarse. A la mañana siguiente no se había eliminado ningún cálculo.

El resultado de la primera limpieza fue la expulsión de cálculos biliares durante cuatro días, mientras que la segunda le proporcionó el alivio de los síntomas no relacionados y le mejoró sus niveles de enzimas hepáticas.

Fue difícil el seguimiento de esta dama, y no diré que no estuve un poco angustiado hasta que supe nuevamente de ella.

Parásitos biliares

Este es un tema del cual usted probablemente preferiría no oír. Después de todo, ¿quien quiere pensar que tenemos parásitos viviendo en nuestro interior causando estragos? La verdad es que esos pequeños bichos viven con nosotros, pero por lo general equilibran nuestro medio interno con bacterias benéficas, por lo que en realidad no causan ningún perjuicio. Más adelante hablaremos de este tema, por lo que por ahora solo veremos algunos datos básicos. Cuando nuestro sistema inmunológico no está tan bien como debiera o cuando hemos pasado una enfermedad o por eventos estresantes, estos amigos se alegran y se ponen un poco salvajes. Los gusanos redondos y los trematodos (ambos clasificados bajo el término de gusanos biliares) se han identificado como potenciales causantes de interrupciones en el flujo biliar. El parásito puede actuar como una especie de nido para la formación de cálculos biliares, que el organismo construye colocando capas sucesivas de colesterol alrededor del gusano. El resultado final puede ser un cuadro de colecistitis o colangitis en los que hay inflamación de la vesícula biliar.

Hablando en general, la infección por gusanos redondos (*Ascaris*) se dice que prevalece solamente en naciones que tienen unos bajos estándares de salud pública. Si usted o un miembro de su familia han visitado uno de estos países, entonces es posible que la presencia de uno de estos gusanos sea la causa de alteraciones del flujo biliar. Esta causa de síntomas biliares agudos es la segunda después de los cálculos biliares y se estima que el 25% de la población mundial puede estar infectada. Muchos de nosotros nuca sabremos si estamos infectados. De cualquier modo, si usted tiene estas pequeñas pestes en su árbol biliar, ciertamente también los tiene en sus intestinos, por lo que se podrá determinar fácilmente su presencia con un frotis de materia fecal. Si usted tiene un caso severo, estará presentando dolor intermitente en el cuadrante superior derecho del abdomen, vómito y, posiblemente, fiebre. Un dolor permanente en esta parte del abdomen requiere más investigación.

¿Qué hay respecto a los trematodos? Son gusanos planos filiformes que varían en longitud desde unos pocos milímetros hasta muchos centímetros. Hay muchos más problemas que con los gusanos redondos, porque son gusanos de larga vida y pueden causar daños progresivos en el huésped (usted). Si usted come mucho pescado crudo o sushi, entonces necesita protegerse contra ellos. Como son hermafroditas (tienen los caracteres sexuales masculinos y femeninos en el mismo organismo) pueden reproducirse más fácilmente. Las larvas se liberan en el duodeno desde donde pueden migrar al árbol biliar. Esto puede producir un adelgazamiento de las paredes de los conductos biliares y, en últimas, su obstrucción. La vesícula puede dilatarse y en algunos casos necrosarse (el tejido muere y comienza a descomponerse). En este punto, la extirpación quirúrgica será la única opción. Si esta condición no recibe tratamiento, puede desarrollarse un colangiocarcinoma (cáncer del árbol biliar). Todavía estamos lejos de establecer cuál es el mecanismo exacto involucrado en estos cambios, por lo que por ahora debemos concentrar nuestras energías en la prevención. Hablaremos más sobre el tratamiento más adelante.

Cálculos biliares

Con seguridad podemos afirmar que todos los que están leyendo esto han oído hablar de los cálculos biliares, puesto que son realmente comunes. Cerca del 20% de las mujeres y del 8% de los hombres por encima de los 40 años de edad los tienen, lo que es un hecho interesante por sí mismo. Para cuando una persona comienza a sentir síntomas relacionados con los cálculos biliares, es probable que los haya tenido aproximadamente durante 8 años. Una vez que se han formado, crecen a un promedio de 2,6 mm al año. Aproximadamente el 85% de los cálculos son mixtos, es decir, están formados por colesterol, sales biliares, pigmentos biliares y sales orgánicas, como las sales de calcio. El otro 20% son los llamados "piedras pigmentadas", compuestos principalmente de minerales o metales como el aluminio. Los cálculos de colesterol puro o de pigmento puro (bilirrubinato de calcio) son extremadamente raros.

En una época, en la medicina occidental, se decía que la mayoría de los cálculos biliares ocurrían en un grupo especial formado por mujeres blancas, gordas, en los cuarenta y fértiles (en inglés, el grupo de las "f": *fair, fat, forty, female* y *fertile*). En las mujeres fértiles, los estrógenos, la hormona femenina, probablemente causan aumento de la síntesis de colesterol o supresión de los ácidos biliares. Vivimos en un mundo de potencial dominio estrogénico causado por los xenoestrógenos, los productos químicos que semejan o estimulan la producción de estrógenos en los humanos. Esto incluye el uso de anticonceptivos orales, la terapia de reemplazo hormonal, la presencia de plaguicidas y preservantes en los alimentos, y la sobreutilización de plastificantes y ftalatos que pueden liberarse de las botellas de plástico o recipientes de alimentos, especialmente cuando se calientan o cuando contienen alimentos con grasas o aceites. Estos xenoestrógenos también se encuentran en cosméticos, champús, revestimientos con base en aceites y, por supuesto, nuestro viejo favorito, el bisfenol A (BPA). Esta sustancia se considera la más peligrosa de todas en términos de la disrupción hormonal química. Todos estos tienen mayor efecto sobre la salud de la mujer, pero también hemos visto cálculos biliares en adolescentes varones que tienen tendencia a la obesidad. Típicamente, ellos muestran también signos de dominancia estrogénica, como el crecimiento del tejido mamario.

No son solamente los xenoestrógenos antes mencionados los que alteran las hormonas en esta forma. Hacemos muchas recomendaciones por una dieta balanceada entre proteínas, carbohidratos y grasas en cada comida, sin olvidar un buen aporte de nuestra amiga la fibra. La fibra ayuda a remover los excesos de hormonas a través del tracto digestivo eliminándolos con las heces.

Una dieta alta en alimentos refinados, como el pan blanco, las pastas y los bizcochos, aumenta los niveles de glucosa en la sangre. Estos alimentos son rápidamente metabolizados durante la digestión y producen picos de glucosa, a lo que el organismo responde secretando insulina, que es la hormona encargada de corregir esto. La insulina se conoce también por bloquear la elevación de progesterona en la segunda fase del ciclo menstrual, y por su capacidad potencial para favorecer la dominancia estrogénica.

Una ingesta alta de azúcares refinados es también un factor de riesgo para la formación de cálculos, así como para el cáncer de los conductos biliares, porque el azúcar aumenta los niveles de lípidos en la sangre. Las pérdidas rápidas de peso pueden ser también un factor de riesgo para la formación de cálculos. Durante la reducción calórica activa, la concentración de colesterol en la bilis inicialmente se incrementa. La secreción de todos los ácidos biliares se reduce durante la pérdida de peso, pero estos disminuyen más que el colesterol hasta que todo se equilibra nuevamente.

Si usted sigue un programa para bajar peso y pierde más de una libra por semana, y si tiene los triglicéridos altos, debe asegurarse de seguir un régimen que mantenga la solubilidad de la bilis. Las enfermedades gastrointestinales, como la enfermedad de Crohn, la enfermedad celíaca y la fibrosis quística, son también conocidas por aumentar el riesgo de cálculos biliares. Normalmente, el 90 % de los ácidos biliares se reabsorben en el intestino delgado, pero cuando existen procesos inflamatorios del intestino, las células son incapaces de reabsorberlos. Esto reduce la reserva de ácidos biliares y la excreción de la bilis. Las drogas diseñadas para reducir los niveles de los triglicéridos, como las que contienen ácido fíbrico (fibratos) pueden también generar este riesgo, ya que reducen los triglicéridos de la sangre al aumentar su excreción en la bilis. Las intolerancias alimenticias y las alergias pueden ser otro factor para considerar en relación con los cálculos.

Entonces, ¿cómo puede usted saber si tiene cálculos biliares?

Uno de los más prominentes síntomas es el que llamamos cólico biliar. Es un dolor intenso en el centro del abdomen justo por debajo del esternón. También puede presentarse en la parte superior derecha del abdomen e irradiarse al hombro derecho, o presentarse en el centro de la espalda entre las dos escápulas. La intensidad del dolor puede ser alarmante y durar desde unos minutos hasta una hora. Esto se produce por la presencia de un cálculo alojado en el conducto hepático, que necesita pasar hasta el duodeno, lo que produce el dolor. Afortunadamente, esto no sucede de manera frecuente, pero puede hacerlo sentir muy enfermo y producirle rubor facial y calor, (las mujeres menopáusicas sabrán cómo se siente esto, por tanto, no lo confundan, chicas). Usted encontrará que el cólico generalmente se produce después de una comida grasa. Si el dolor no cede, usted desarrollará fiebre o ictericia; entonces deberá visitar a su médico porque puede haber desarrollado una complicación relacionada con los cálculos llamada colecistitis.

Aunque la colecistitis puede no ser inicialmente una urgencia médica, es necesario tratarla para evitar complicaciones. Una de estas complicaciones es la colecistitis gangrenosa, que puede causar una seria infección que lo mantendrá hospitalizado por un tiempo. La vesícula también podría perforarse y diseminar su contenido a la cavidad abdominal, lo cual ocasionaría una grave peritonitis. Esto es una urgencia médica.

Colangitis

Es posible que usted no haya oído hablar de esta condición que también se asocia con los cálculos biliares. Es una infección bacteriana de los conductos biliares que generalmente ocurre cuando hay una obstrucción como la producida por un cálculo, o cuando el flujo de la bilis se hace muy lento. Incluso antes de que se produzcan cálculos, la bilis puede volverse espesa y formar lo que se llama barro biliar, como el de las orillas de un río lento. Esto crea un medio adecuado para que las bacterias, los gusanos, los parásitos y las levaduras se desarrollen allí. El tratamiento de los cálculos, los parásitos y los tumores puede prevenir la recurrencia en algunos casos; en otros, puede ser necesario aplicar un estent para mantener abierto el conducto biliar.

Cáncer de los conductos biliares

Parece no haber un consenso sobre las posibles causas del cáncer de los conductos biliares, pero algunos factores de riesgo se han considerado y vamos a aclarar algunas ideas sobre su origen. Algunas investigaciones indican que las personas que sufren de condiciones inflamatorias del colon, como la enfermedad de Crohn, están en mayor riesgo. Las personas que han nacido con malformaciones congénitas de los conductos biliares, como los quistes coledocianos, también tienen un mayor riesgo. En Asia y el este de África algunos casos son causados por gusanos biliares. Cualquiera que sea la causa, el cáncer de los conductos biliares puede originar toda una serie de problemas. Al bloquearse el conducto biliar, el flujo de la bilis desde el hígado hacia el intestino se suspende y causa su reflujo hacia los tejidos del cuerpo. Esto produce un color amarillo, especialmente en la parte blanca de los ojos y en la piel. Como la bilirrubina no puede excretarse en la bilis, al poco tiempo las heces se tornan pálidas; pero como comienza a excretarse por los riñones, la orina se vuelve concentrada y oscura. La dosificación de la bilirrubina en la orina nos dice que el conducto biliar está obstruido. En este momento usted estará luciendo un lindo tinte amarillo.

Diagnóstico y monitoreo del cáncer del conducto biliar

Hay numerosas pruebas que pueden utilizarse para diagnosticar el cáncer del conducto biliar. Una de ellas es el examen con ultrasonido, el tipo de examen que le hacen cuando una mujer está embarazada para comprobar si todo está bien con el bebé. Las ondas de sonido rebotan en las estructuras del árbol biliar y forman una imagen en la pantalla. El ultrasonido puede detectar patrones anormales en el interior del árbol biliar. Es un examen indoloro, pero usted debe estar en ayuno por lo menos desde seis horas antes.

También puede hacerse un examen de tomografía axial computarizada (TAC). Si el tumor ya se ha detectado, la tomografía se utilizará para monitorear el progreso del tratamiento; este examen realiza imágenes en una serie de cortes que permiten construir una imagen tridimensional del área. Es un examen rápido y también indoloro. En ocasiones, pueden administrarle radioisótopos por vía oral, que permiten ver el tumor más fácilmente; si usted sufre de asma o es alérgico al yodo, debe decírselo a su médico para no administrárselo. El TAC en espiral da vueltas alrededor de su cuerpo para hacer imágenes de cortes transversales.

Las imágenes de resonancia magnética (IRM) son la siguiente posibilidad. Es un examen que se hace cada vez con más frecuencia a medida que los hospitales van consiguiendo sus propios equipos. Usted estará acostado dentro del resonador, que es bastante ruidoso, pero pueden ofrecerle unos tapones o audífonos para escuchar música, lo que hace el examen menos molesto. En ocasiones, un tinte blanco se inyectará en su brazo antes del examen, lo que permitirá ver las imágenes más detalladamente.

Otro examen es el endoscópico, llamado colangiopancreatografía retrógrada. Este examen es más invasivo y usted deberá sedarse para poder realizarlo. Este es un tipo de examen radiológico que usted podrá ver en una pantalla de televisión. Deberá hacer ayuno de seis horas antes del examen, pero la buena noticia es que este examen también se puede usar para desbloquear el árbol biliar, si fuera necesario. Un tubo de endoscopia se pasará por su boca hasta el estómago y el duodeno. El médico podrá ver su duodeno desde adentro, y también pasar una sonda de ultrasonido para ver más detalles.

La angiografía también puede utilizarse y, al igual que con la colangiopancreatografía, requiere ayuno previo. Un catéter se pasa al interior de uno de los grandes vasos que rodean el árbol biliar, para ver si el cáncer está afectando el flujo sanguíneo. Se inyecta un medio de contraste en el catéter, el cual es seguido en la pantalla a medida que circula por las arterias. Para estar seguros del diagnóstico, será necesario tomar una muestra de las células (biopsia) del tumor para enviarlas al laboratorio de histología.

Finalmente, la laparoscopia puede ser el único examen posible si ninguno de los anteriores ha dado resultados conclusivos o si se piensa que ninguno de ellos pueda ayudar. En este caso, se hace una pequeña incisión en el abdomen, bajo anestesia general y el cirujano inserta el laparoscopio para buscar evidencias del cáncer. Si el cáncer está localizado, el cirujano podrá removerlo o, por lo menos, desbloquear el conducto.

Colecistoquinina (CCK). Falla en la retroalimentación (hormonas)

La CCK es un área apasionante para cualquiera que haya tenido una deficiencia crónica de ácidos grasos. ¿Cómo sabe usted si la tiene? Bien, para comenzar, su piel estará seca y descamativa, o usted podría tener una condición crónica, como un desorden de espectro autista, psoriasis, incluso problemas de salud mental, o una condición que se fundamenta en el campo de los desórdenes hormonales como algunos de estos:

- Síndrome premenstrual
- Menopausia
- Cáncer
- Envejecimiento acelerado
- Pérdida del cabello
- Fatiga
- Osteoporosis
- Debilidad del sistema inmune
- Deficiencias cognitivas
- SIBO (proliferación bacteriana del intestino)
- Disminución de la libido
- Problemas dermatológicos
- Alergias
- Pérdida del apetito
- Ansiedad
- Trastornos del sueño
- Depresión

No estamos afirmando que todo esto sea causado solamente por la deficiencia de ácidos grasos, pero ciertamente podría ser un factor importante. Usted podría decir:"Yo como mis tres porciones de aceite de pescado a la semana, como nueces y semillas, incluso estoy comiendo grasas saturadas porque usted dice que son realmente importantes". Tenemos que afirmar que esto sería muy inusual porque hemos sido alimentados por años diciendo que las grasas son malas para nosotros. La mayoría de nosotros le tenemos fobia a las grasas. Bueno, como dice el dicho,"no es lo que usted come, sino cómo lo digiere y lo absorbe". Los pacientes que hemos visto con alguna de estas condiciones siempre han tenido por lo menos un deterioro leve de la digestión. Solo cuando la pregunta correcta se formula, la respuesta se revela por sí misma. Esperamos que usted conecte las dos cosas, especialmente si usted viene por ayuda de su psoriasis, pérdida del cabello u osteoporosis.

"¿Qué diablos tienen que ver estas condiciones con la digestión?", "Acaso no todo el mundo tiene flatulencias?", "Yo no estoy constipado, voy al baño cada tres días". Estas son las clásicas respuestas que obtenemos cuando les preguntamos a los pacientes por sus hábitos digestivos. No nos gusta decirlo, pero no, nada de esto es normal. Lo normal es tener un sistema digestivo tranquilo que se desocupe a sí mismo limpiamente y sin dolor una o dos veces al día. Si usted no funciona así, entonces usted tiene algo que necesita arreglar y tendrá algún problema con esta retroalimentación.

Permítame contarle algo sobre esta retroalimentación

Usted ha leído hasta ahora que el bolo alimenticio que ha masticado bien (eso esperamos) y ha deglutido, ha descendido por el esófago; recuerde el capítulo sobre el reflujo gastroesofágico. Al llegar al estómago, usted recordará que las proteínas se desnaturalizan o fragmentan por la acción del ácido gástrico y la pepsina. Una vez convertida en una especie de sopa ácida (quimo), el esfínter pilórico en el fondo del estómago se abre para permitir su paso al duodeno.

La llegada del quimo al duodeno dispara dos hormonas, la colecistoquinina y la secretina. Las hormonas son los mensajeros químicos de su cuerpo. Son producidas por las glándulas endocrinas y viajan por el torrente sanguíneo para estimular otros tejidos u órganos del cuerpo. Son tan poderosas que solo una mínima cantidad se requiere para producir efectos dramáticos en cualquier parte del cuerpo. Colecistoquinina (CCK), traducido literalmente del griego, significa "mover el saco biliar". Estimula la liberación de bilis de la vesícula biliar y de las enzimas digestivas del páncreas. También actúa como supresor del apetito. La secretina, por otro lado, es responsable de regular el nivel ácido (pH) del duodeno al inhibir el ácido gástrico y asegurar la liberación de bicarbonato del páncreas. También mantiene la presión osmótica en el resto del cuerpo mediante su acción sobre el hipotálamo, la hipófisis y los riñones. El pH del estómago generalmente está entre 1 y 3 (muy ácido), mientras que el del duodeno suele estar entre 6 y 7 (moderadamente alcalino). Usted puede apreciar que la liberación de bicarbonato es crucial, ya que las enzimas digestivas deben trabajar en un medio alcalino. Cualquier alteración de esto tiene la capacidad potencial de crear una disbiosis (ver más adelante) que puede afectar las hormonas y neurotransmisores, o producir reacciones inflamatorias en cualquier parte del cuerpo.

Bueno, volvamos con las hormonas. Son mensajeros químicos realmente importantes que se constituyen a partir de las grasas y las proteínas. ¿Puede usted ver el problema? Si hay una dificultad para digerir o absorber las grasas debido a una vesícula biliar perezosa, a la presencia de cálculos biliares o a la incapacidad del hígado para producir la bilis, no podremos sintetizar la CCK, y sin esta hormona no habrá estímulo para que la vesícula o el páncreas liberen sus respectivas ayudas digestivas.

Si usted entiende esta descripción, entonces lo invitamos a avanzar en lo que desconoce sobre la falla en la retroalimentación de la CCK como factor causal subyacente. No pretendemos pintar una imagen deprimente sin ofrecer soluciones; por tanto, no desespere. Dependiendo de su edad, usted puede necesitar un soporte para sus órganos digestivos que dependen de la retroalimentación de la CCK, a fin de eliminar esta dependencia por largo tiempo; puede ser de por vida. Sin embargo, los resultados pueden hacer que valga la pena en términos de desaparición de los síntomas y mejora de la salud.

Tratamiento de los problemas complicados del árbol biliar y las alteraciones de la retroalimentación de la CCK

Muchos de ustedes necesitarán apoyo profesional al iniciar su programa, pero pronto podrán manejarlo ustedes mismos y la recompensa que obtendrán hará que valga la pena. Para tratar de poner las alteraciones de la retroalimentación de la CCK en una perspectiva clínica, permítanme (DD) contarles acerca de un caso que atendí.

Esta paciente es una enfermera de cuidados intensivos, de 56 años de edad. Su historia familiar ofrece algunos puntos claves: su padre tiene una historia de úlcera gástrica y RGE, fibrilación auricular y demencia vascular. Su madre tenía hipotiroidismo de Hashimoto, depresión y cáncer de pulmón.

Ella presentaba psoriasis, vergüenza y ansiedad social, síndrome premenstrual que luego fue reemplazado por síntomas menopáusicos, múltiples alergias alimentarias, caída del cabello, baja inmunidad, infecciones por cándida desde la adolescencia, fatiga crónica desde hacía diez años y enfermedad celíaca que había sido diagnosticada cinco años antes, pero que posiblemente la había afectado toda la vida.

La paciente había nacido por cesárea de emergencia y no había sido amamantada por su madre. Tuvo disentería amebiana a la edad de tres meses a consecuencia de un parásito que su padre había adquirido cuando estaba en el ejército en Malasia. Su psoriasis apareció un año después de iniciar la escuela, los problemas del cabello alrededor de los 11 o 12 años de edad, la candidiasis y el síndrome premenstrual a los 16 o 17 años de edad. También tenía diez amalgamas colocadas durante la infancia. Las alergias alimentarias, los cólicos biliares y la fatiga crónica aparecieron con su primer embarazo a los 28 años de edad. Curiosamente, este niño fue diagnosticado más tarde con desorden de autismo.

¿Cuál fue mi análisis en este caso? Primero yo consideré sus antecedentes (factores predisponentes): dos padres con posible disbiosis (la tiroiditis de Hashimoto es una condición autoinmune que puede originarse en un desbalance de la flora intestinal, que según se dice, puede crear autoanticuerpos que atacan la propia tiroides). El hipotiroidismo reduce el metabolismo, lo que puede tener efectos negativos en la digestión y producir constipación, flatulencia, distensión abdominal y disminución de las secreciones digestivas.

Enseguida miré los posibles factores causantes (que pueden hacer que esta condición se presente): nacimiento por cesárea y falta de lactancia materna. El parto por cesárea hace que el bebé pierda la posibilidad de obtener valiosa flora bacteriana durante su descenso por el canal vaginal. Según Anita Kozyrskyj, los bebés que han nacido por cesárea tienen menos niveles de *Shigella* y *Bacteroides,* que se cree que son los primeros tipos de bacterias que colonizan el tracto gastrointestinal. Además ella encontró altos niveles de *Chlostridium difficile* en bebés que fueron alimentados con biberón. Otros investigadores, incluidos Guaraldi y Salvatori, han apoyado esto.

Luego consideré los mediadores (factores que facilitan que la condición se desarrolle): su dieta de alimentos refinados, con un bajo nivel de ácido gástrico que evitaba la adecuada absorción de las proteínas; una dieta baja en ácidos grasos esenciales; en otras palabras, sin aceite de pescado ni nueces o semillas. La disfunción de la retroalimentación de la CCK pudo haber ocurrido como resultado del parásito originario de Malasia.

¿Qué mostraron sus exámenes? El gastrotest confirmó el bajo nivel de ácido en el estómago. Un signo de Murphy positivo (el signo de Murphy es una forma de palpación de la vesícula biliar mientras el paciente está acostado sobre la espalda. El signo es positivo si se presenta dolor durante la inhalación. Usted podrá ver al médico demostrando la forma de hacer el examen en un paciente aquí: https://www.youtube.com/watch?v=NMce3WJelyU) confirmó una vesícula biliar inactiva (sugerida previamente por un análisis de minerales en el cabello). Un examen de las heces confirmó la presencia de levaduras de *Candida albicans* y *Candida parapsilosis, Klepsiella pneymonia, pseudomonas* y el parásito *Blastocystis hominis.* El perfil mitocondrial confirmó la presencia de metales pesados (níquel) bloqueando la producción de energía (indicada por bajos niveles de zinc, manganeso y magnesio). Una prueba de sensibilidad de linfocitos confirmó que la presencia de mercurio, plata y níquel (provenientes de sus amalgamas) estaban causando problemas.

Su predisposición genética pudo favorecer la disbiosis que más adelante se complicó con el parásito de Malasia. Su sistema inmunológico no la protegía debido al parto por cesárea y a la alimentación con biberón. Varios eventos estresantes como el ingreso al colegio, la adolescencia y el embarazo, por no mencionar su estresante trabajo, exacerbaron su disbiosis y finalmente sus síntomas. No está claro si esta dama pudo haber sufrido de enfermedad celíaca por muchos años o si esta se desarrolló durante su primer embarazo. Sin embargo, el síntoma clave es la mala absorción, que produjo la deficiencia de minerales como el zinc, el selenio y el magnesio. Estos minerales estaban suprimidos por la presencia de mercurio y níquel. Observando la falla en la retroalimentación de la CCK, esta pudo haber sido causada por la presencia de parásitos en el árbol biliar que dificultaban el flujo de la bilis. También pudo haber sido debida al efecto tóxico de metales pesados o al estrés continuado, lo cual disminuyó la capacidad del estómago para producir ácido. El mercurio tiene gran afinidad por la vesícula biliar y el níquel es bien conocido por causar enfermedades de la piel, como la dermatitis de contacto que, en apariencia, no es diferente de la psoriasis.

Yo utilicé una aproximación gradual para resolver algunos de los problemas de esta dama. En primer lugar, era importante apoyar a su sistema digestivo para asegurar una buena digestión y absorción. Esto se logró administrando hidrocloruro de betaína para reemplazar el ácido del estómago. Entonces nos enfocamos en el soporte a la vesícula biliar adicionando una combinación de fosfato tricálcico, taurina, remolacha, yodo y ácido ortofosfórico con vitamina C y calcio, con una cubierta entérica para evitar el cólico. Las enzimas digestivas y el bicarbonato de potasio fueron administradas después de las comidas, además de probióticos específicos para la proliferación bacteriana del intestino delgado, incluidos *Lactobacillus plantarum*, *Lactobacillus rhamnosus* y *Lactobacillus salivaricus*, además de *Lactobacillus rhamnosus GG*. Ella inició una dieta neurolipídica-cetónica (ver más adelante).

Una vez que su digestión se calmó y ella se sintió mejor, los metales pesados fueron quelados con metionina y zinc (para el níquel), selenio, clorela y magnesio (para el mercurio). Entonces implementamos la aproximación de 5R (descrita en el Plan de acción, sección 1) para mejorar su salud digestiva en el futuro.

Esperamos haber demostrado la importancia del flujo adecuado de bilis para mantener libre de parásitos y bacterias oportunistas el sistema digestivo. Las hormonas y el peristaltismo dependen de un adecuado flujo de bilis y de la síntesis de ácidos grasos. Hoy día, las dietas occidentalizadas y el estilo de vida tienen un gran impacto sobre el flujo normal de la bilis y el mantenimiento de su salud y juventud. La vesícula biliar y la retroalimentación de la CCK son el centro de una buena digestión, detoxificación y eliminación. Por favor no ignore los suyos.

Capítulo 6

El páncreas

El páncreas: es difícil de hallar, fácil de olvidar, pero usted no puede estar sin uno. Es difícil de hallar porque está profundamente situado por detrás del estómago y del colon; si el médico presiona en la parte alta de su abdomen cuando lo examina, lo que generalmente sentirá es el estómago, a menos de que el páncreas esté inflamado, lo que ciertamente le producirá dolor.

Estructura y función del páncreas

La forma del páncreas es similar a la de un cangrejo de río o un langostino sin su cabeza, dispuesto transversalmente en la parte alta del abdomen. Todo este tejido produce el jugo pancreático, que es el siguiente paso en el proceso de digestión y absorción de los nutrientes contenidos en los alimentos que usted come. Este jugo corre por un conducto que va a lo largo de todo el páncreas y desemboca en el duodeno, la parte del intestino que está inmediatamente después del estómago. El conducto biliar común, que transporta la bilis desde el hígado y la vesícula biliar, pasa por la cabeza del páncreas y desemboca en el duodeno por el mismo orificio. Si existen cálculos en la vesícula biliar, pueden descender al conducto biliar y bloquear este orificio impidiendo la salida tanto de la bilis como del jugo pancreático.

En el interior del páncreas existen unos grupos de células llamados islotes de Langerhans, que producen y liberan la insulina, necesaria para transportar adecuadamente el azúcar al interior de las células. Esta función se altera en los diabéticos tipo I, quienes se vuelven dependientes de la inyección diaria de insulina. La diabetes tipo II es diferente; se presenta cuando las células se llenan de moléculas de grasa, por lo que la insulina tiene cada vez menos efecto y las células terminan volviéndose resistentes a la insulina. Como usted puede ver, esto tiene mucho que ver con el sobrepeso y, por tanto, con lo que usted come, pero recuerde que esta grasa proviene más del azúcar y los carbohidratos de la dieta que de las grasas.

Enzimas pancreáticas y otras secreciones

El páncreas produce enzimas digestivas y bicarbonato (HCO3), ambos necesarios para la digestión de los alimentos. Como se mencionó, el estómago produce ácido que rompe las partículas y las moléculas de los alimentos que usted deglute; cuando esta mezcla sale del estómago a la primera parte del intestino delgado, el duodeno, es muy ácida. Las enzimas pancreáticas solo trabajan en un medio alcalino, por lo que la acidez debe neutralizarse con la liberación del bicarbonato, que es alcalino.

Cuando el organismo detecta que hay ácido gástrico en el duodeno, se libera una hormona llamada secretina, que estimula en el páncreas la producción de una solución de HCO3 y agua, para que sea liberada en el duodeno. Cuando se detecta la presencia de grasas o proteínas en el duodeno, una segunda hormona llamada colecistoquinina (CCK) produce la liberación de enzimas pancreáticas. El nombre colecistoquinina (del griego) literalmente significa "el que mueve la vesícula" y se encarga precisamente de contraer la vesícula para liberar la bilis acumulada y enviarla al duodeno. Si todo está funcionando bien, hay un gran número de sofisticados factores digestivos que se liberan al mismo tiempo.

El páncreas produce quince diferentes enzimas digestivas que se agrupan en tres categorías:

• Amilasas, que rompen las cadenas de los almidones.

- Proteasas, que rompen las cadenas de las proteínas.
- Lipasas, que rompen las cadenas de las grasas.

Digestión de las grasas

Parece que el cuerpo tiene la digestión de todos los componentes de los alimentos perfectamente coordinados, pero esto es cierto solo parcialmente, porque la digestión de las grasas se demora más respecto a la de los almidones y proteínas. En el medio ácido del estómago, el fraccionamiento de las moléculas de las otras dos sustancias se produce adecuadamente, pero casi no tiene efecto en la digestión de las grasas; es solamente cuando la lipasa pancreática se agrega al quimo que comienza su digestión. Pero entonces es necesario que se produzca otro paso antes de que efectivamente podamos absorber las grasas de la dieta. La bilis, secretada en respuesta a la llegada de alimentos al duodeno (al mismo tiempo, en el mismo lugar y con el mismo estímulo que los jugos pancreáticos), contiene moléculas denominadas sales biliares, que reducen las moléculas de grasas a unas nanopartículas llamadas micelas, que pueden ser absorbidas por las células de la pared intestinal.

Todo esto es más complicado, pero ese es el punto. Cuando las cosas marchan mal con la digestión de los nutrientes de nuestros alimentos, generalmente primero van mal con la digestión de las grasas.

Desórdenes pancreáticos

Realmente hay solo tres cosas que pueden ir mal con el páncreas: funcionar deficientemente, situación conocida como insuficiencia exocrina pancreática (EPI, por sus sigla en inglés); inflamarse, situación conocida como pancreatitis aguda o crónica; y desarrollar cáncer.

Insuficiencia pancreática

Solo recientemente la medicina general ha reconocido como entidad independiente la insuficiencia pancreática. Sucede lo mismo que con una entidad estrechamente relacionada, la enfermedad celíaca. Los médicos tienden a pensar que en estos casos o usted tiene la enfermedad con todas sus manifestaciones, o no la tiene. Pero esto no es completamente cierto en ambos casos; por cada persona que tiene la enfermedad en su máxima expresión, hay muchas que la tienen menos evidentes.

Todo el proceso digestivo funciona como una reacción en cadena. Cada paso se convierte en un factor que activa el siguiente; por ejemplo, cuando el contenido estomacal pasa al duodeno, se secretan las hormonas que estimulan al páncreas y a la vesícula biliar. Si algo no marcha bien con la producción del ácido gástrico, la activación del páncreas puede fallar. De hecho, se necesita solamente una cosa que no funcione adecuadamente en algún lugar entre los labios y el páncreas, para que se altere la coordinación de este cuidadoso proceso.

Causas y factores desencadenantes

La inflamación crónica causada por infecciones (como el *Helicobacter* en el estómago), por reacciones inmunológicas a los alimentos (como sucede en el síndrome celíaco) o por alguna razón inexplicable (como en la enfermedad de Crohn del colon) puede desencadenar el problema, así como la proliferación bacteriana del intestino delgado que describiremos con más detalle en el capítulo 7. La cirugía del tracto digestivo, por cualquier causa, puede obviamente alterar estas complejas interacciones y causar el mal funcionamiento del páncreas. Esto también es cierto en la cirugía de la banda gástrica para el control del sobrepeso; existe un 50% de posibilidades de experimentar náuseas y vómito después de este procedimiento, lo que inevitablemente alterará el proceso digestivo y, por tanto, la función del páncreas.

Síntomas

Si su páncreas funciona mal de una manera severa y aguda, usted deberá ser hospitalizado. No sucede igual en la insuficiencia pancreática exocrina, que se desarrolla lenta y gradualmente y puede enmascararse con otros problemas digestivos. De hecho, puede no haber ningún síntoma obvio en absoluto, pero los dos más comunes son la flatulencia y la fatiga.

Flatulencia. La flatulencia sucede cuando se acumula gas en el intestino. Si los alimentos no se han digerido adecuadamente, como sucede en la insuficiencia pancreática exocrina, no pueden absorberse y permanecen en el tracto digestivo, en donde por efecto de la actividad bacteriana se producen hidrógeno y gas metano. Una determinada cantidad de estos gases se produce en el colon; después de todo, todos expulsamos flatos. Si la acumulación de gas se produce en el intestino delgado, producirá una desagradable sensación de llenura. La presión que ejerce el gas aplana las microvellosidades de la pared intestinal empeorando el problema de la mala absorción, al reducir la superficie disponible para la absorción de nutrientes.

Una forma de saber dónde reside el problema que produce la distensión es por el tiempo que demora en presentarse. Si la distensión abdominal se produce mientras usted está comiendo o dentro de los quince minutos siguientes, es casi seguro que el problema corresponde al estómago, porque los alimentos no han podido ir más adelante. Si se presenta más de treinta minutos después de terminar la comida, es casi seguro que sea debido a complicaciones del páncreas.

Fatiga. En casos severos de la insuficiencia exocrina del páncreas, hay algunas deficiencias específicas que pueden presentarse (ver más abajo), pero que más frecuentemente se manifiestan como una "falta de energía" o una sensación de deterioro. Puede haber también pérdida de peso, que la gente compensa comiendo más, lo que enmascara este síntoma.

Malabsorción de grasas y otros nutrientes

La gran complejidad de la digestión de las grasas significa que es frecuente que se altere en los casos de insuficiencia pancreática exocrina, lo que causa síntomas como los siguientes:

- Esteatorrea: emisión de heces aceitosas, de mal olor (algunas veces pálidas), debido a su alto contenido de grasas no digeridas.

- Debilidad muscular y fatiga, debidas a la mala absorción de la vitamina D, que es liposoluble.

- Osteopenia y posiblemente osteoporosis, igualmente debidas a la mala absorción de la vitamina D.

- Ceguera nocturna y ojos secos, como consecuencia de la mala absorción de la vitamina A, que es igualmente liposoluble.

- Sangrados anormales, aparición de hematomas subcutáneos, presencia de sangre en la materia fecal o en la orina, debidos a la mala absorción de la vitamina K, que también es liposoluble.

Otras alteraciones por mala absorción que pueden presentarse incluyen:

- Edema (usualmente en los tobillos), debido a falta de proteínas

- Anemia, por falta de hierro y/o vitamina B.

- Calambres musculares y espasmos, por falta de magnesio.

- Neuropatía periférica (hormigueos y/o pérdida de la sensibilidad en los dedos), debida a falta de vitamina B1.

Tratamiento

Lo primero que deben hacer los pacientes que sufren de insuficiencia pancreática exocrina es reemplazar lo que presumiblemente no se está produciendo de manera eficiente: el bicarbonato (HCO_3) y las enzimas digestivas. Vea Plan de acción, sección 2, sobre cómo complementar o mejorar su dieta para lograr esto. En segundo lugar, debe eliminar de su dieta los alimentos que pueden sobrecargar o irritar el páncreas. Vea Plan de acción, sección 1, para saber cómo hacerlo.

Pancreatitis

La pancreatitis viene en dos versiones: aguda y crónica. No vamos a decirle cómo tratar la pancreatitis aguda, porque usted no puede; es muy peligroso. *Usted necesitaría ser hospitalizado, y posiblemente en una unidad de cuidados intensivos.* En cualquier caso, los síntomas como dolor, sensibilidad, fiebre y pérdida del apetito pueden corresponder a algo serio, como a una apendicitis perforada. ¡Vea a su médico!

Síntomas

La pancreatitis se produce cuando las enzimas pancreáticas, en lugar de digerir sus alimentos, terminan digiriendo el tejido propio del páncreas. Esto se conoce como autodigestión. Las dos causas más comunes, cada una de ellas con aproximadamente el 40% de los casos, son los cálculos biliares y el alcohol. Los síntomas principales son dolor, sensibilidad, distensión abdominal, fiebre y pérdida del apetito. El dolor es usualmente profundo y constante, localizado en la mitad superior del abdomen y con frecuencia se irradia a la espalda. Se siente como si algo estuviera atravesándolo y lo hace sentir cada vez peor. Su abdomen se siente lleno e incluso distendido; ciertamente se pierde el apetito, y se puede tener vómito o diarrea.

Lo que puede suceder en la versión aguda es que el páncreas, o una parte de este, se necrosa y muere; la inflamación afecta a todo el cuerpo y usted puede entrar en shock, otros órganos vitales como los riñones fallan y hay un 30% de posibilidades de morir. No tome esa opción.

La pancreatitis crónica es diferente. El dolor puede no ser muy agudo y las personas con frecuencia no acuden a sus médicos para ser diagnosticadas.

El páncreas gradualmente va formando tejido cicatricial (fibrosis) y pierde su funcionalidad. Esto conduce a una insuficiencia pancreática (descrita arriba) y, algunas veces, a la diabetes.

Causas

Los cálculos biliares pueden producir pancreatitis porque, si tienen el tamaño correcto, obstruyen el conducto común de salida de los conductos hepático y pancreático, y producen presión retrógrada en ambos. Eventualmente, esta presión puede romper la pared del conducto poniendo su contenido en contacto con el tejido pancreático. El "tamaño correcto" quiere decir bastante pequeño, porque las piedras más grandes generalmente se atascan más arriba en el árbol biliar y producen simplemente una obstrucción que va a ocasionar ictericia sin causar daño al páncreas.

El alcohol puede producirla porque simultáneamente ocasiona sobreestimulación e inflamación del páncreas, el cual responde produciendo grandes cantidades de jugo pancreático que puede filtrarse a través de la pared inflamada del conducto hacia los tejidos del órgano.

No sorprende que haya muchas otras toxinas que también pueden ocasionar o contribuir al desarrollo de la enfermedad. La más obvia es el tabaco (que generalmente está asociado al consumo de alcohol): produce un severo estrés oxidativo, también conocido como daño por radicales libres (vea cualquier aviso de cosméticos para información al respecto!). El hábito de fumar cigarrillos se podría describir como una forma extrema de polución ambiental; ahora es posible que todas las demás formas de polución tengan el mismo efecto. Ciertamente producen estrés oxidativo en todo el cuerpo, que puede identificarse mediante pruebas de células sanguíneas, porque resulta difícil obtener muestras de tejido pancreático para demostrar que esto está sucediendo allí. Los experimentos en infortunados roedores de laboratorio no reproducen muy bien las condiciones humanas.

Existe también una importante interacción entre el alcohol y los mecanismos de detoxificación del cuerpo, lo que significa que el alcohol puede empeorar su propia toxicidad, así como los efectos tóxicos de otros elementos como el tabaco. Este proceso involucra una enzima del hígado conocida como citocromo P450 2E1 (CYP2E1), que es una de las enzimas de la fase I de la detoxificación. Esta es un área complicada de la química, pero lo que hace principalmente es volver más reactivos los químicos tóxicos, para que en la fase II de este proceso reaccionen más fuertemente con los agentes neutralizantes y puedan ser excretados unidos a estos. Por tanto, entre la fase I y la fase II los químicos son más reactivos y más peligrosos. El efecto de la CYP2E1 no se realiza solamente sobre el alcohol, sino también sobre otros peligros pero comunes químicos, como el acetaminofén, las nitrosaminas utilizadas como preservantes de alimentos, ciertos derivados del petróleo y el cloruro de polivinilo utilizado en solventes, barnices, pinturas y químicos similares.

El consumo sostenido de bebidas fuertes induce (activa) el gen para esta enzima y causa que el cuerpo la produzca en mayor cantidad y que, por tanto, pueda procesar más alcohol y otras toxinas. Como resultado de esto, todos ellos se vuelven más tóxicos. Inicialmente esto sucede solo en el hígado, constituyéndose en un factor predisponente para la esteatohepatitis no alcohólica (NASH), tal como se analizó en un capítulo anterior (ver página 66). Pero esta condición hace que la enzima sea más activa y, más pronto o más tarde, la producción de la enzima comienza a hacerse también en el páncreas produciendo una inflamación crónica: pancreatitis. Por consiguiente, fumar y tomar alcohol constituyen un coctel peligroso para toda la digestión, que empeora si decide decorar la casa o trabajar con barnices y pinturas.

La pancreatitis también se ha reportado en personas con enfermedad celíaca. Nadie parece conocer qué tan frecuentemente sucede, pero esta relación podría aclarar parte del 20% o 30% de los casos de pancreatitis crónica de origen inexplicado. Se sabe que el trigo puede causar inflamación crónica del intestino si se presentan eventos desencadenantes como la intolerancia a este cereal o la enfermedad celíaca. En estos casos, usted necesitará ayuda.

Tratamiento

Por favor recuerde que estos consejos solo se refieren a la pancreatitis crónica, porque nosotros no lo apoyamos en el manejo de la pancreatitis aguda. Podrían aplicarse en el caso de que usted haya superado un episodio agudo, pero siempre bajo el control de su médico.

Advertencia. "Cuando usted se encuentra en un agujero, lo primero que debe hacer es dejar de cavar" es un consejo apropiado en esta situación. Si usted ha sido diagnosticado con una pancreatitis crónica, debe dejar de tomar y fumar.

Tener en cuenta esta advertencia le evitará problemas mayores. Si esto le resulta difícil, debe buscar ayuda de un experto en adicciones.

También debe eliminar el trigo de su dieta (más adelante en este libro encontrará consejos sobre esto). La pancreatitis es una enfermedad suficientemente seria para justificar esto y podría además traerle otros beneficios para la salud de su intestino.

En el pasado, los médicos solían recomendar dietas bajas en grasas, porque la pancreatitis puede conducir a una insuficiencia pancreática, la cual afecta la absorción de las grasas más que la de los carbohidratos y las proteínas, por lo que la esteatorrea (emisión de heces pálidas y grasosas) puede ser un síntoma. Sin embargo, tratar solamente el síntoma quizá conduzca a deficiencias nutricionales más serias por falta de las grasas. Deberíamos darlas como suplemento en lugar de restringirlas.

En la pancreatitis aguda esto puede resolverse con la alimentación yeyunal: pasando una sonda por la garganta hasta el intestino, después del páncreas, se pueden administrar grasas sin activar los factores desencadenantes, como la CCK, que activa la función pancreática. En la forma crónica, la solución está en los triglicéridos de cadena mediana que usualmente se obtienen del maní y que pueden absorberse sin necesidad de las enzimas pancreáticas.

Enzimas digestivas. Hay dos razones para administrar enzimas digestivas en la pancreatitis crónica. En primer lugar, es muy poco probable que su lesionado páncreas produzca por sí mismo suficiente cantidad de enzimas, por lo que usted tendrá una deficiencia exocrina y necesitará un suplemento que le ayude a la digestión de sus alimentos.

En segundo lugar, la CCK que se produce con la llegada de alimentos al duodeno estimula al páncreas para la producción de más enzimas que pueden alimentar todo el ciclo inflamatorio. La administración de enzimas por vía oral puede interrumpir la producción de CCK, porque el organismo recibe el mensaje de que ya hay suficientes enzimas. Es una retroalimentación negativa para un resultado positivo.

Cirugía. Hay toda clase de complicaciones que se pueden presentar con la pancreatitis, entonces la cirugía se hace necesaria para solucionarlas. Estas incluyen quistes, abscesos, fístulas y estenosis (estrechamiento) del conducto pancreático.

Antioxidantes y melatonina. Existe abundante evidencia de que los antioxidantes son útiles en la pancreatitis. El problema es que se deben tomar por largo tiempo, porque actúan mejor en la prevención que en el tratamiento. Esto es realmente cierto en el caso de uno de los antioxidantes naturales, la melatonina. Producida en las noches, nos ayuda a dormir; en el llamado "jetlag" de los vuelos de larga distancia, ayuda a conciliar el sueño naturalmente, pero no es un somnífero. Al mismo tiempo, estimula los procesos de curación y tiene propiedades antiinflamatorias. Pero la melatonina solo actúa bien si se toma antes de que se inicien los problemas. En los procesos inflamatorios graves como en la pancreatitis, tiene un efecto importante.

Hay otra razón por la cual el tomar suplementos de melatonina no es una solución. Estimula la producción de la CCK, la cual activa la secreción de enzimas pancreáticas en el duodeno. Suponíamos que la melatonina solamente se producía en la pituitaria, la glándula que localizada en la base del cráneo por debajo del cerebro y que regula todas las hormonas; pero de hecho se produce más melatonina en los tejidos del intestino. Aun aquí la producción se hace principalmente al comienzo de la noche y envía señales al cerebro, pero tiene también un papel importante en los procesos de curación y reparación del intestino. Su producción puede interrumpirse por estímulos que interfieren con el ciclo de sueño/vigilia (para empezar, el alcohol y el tabaco) y por la acción de radicales libres. Pero el estrés, la sobreestimulación, el dolor y la luz brillante (incluida la televisión) también pueden interrumpirla. Por tanto, el mensaje es: duerma bien. Esto hará una diferencia real en su capacidad de curación.

Para lograr esto, usted deberá evitar el alcohol, el tabaco, la cafeína, la televisión y el computador o cualquier luz brillante, un par de horas antes de ir a dormir. Esto le permitirá obtener su melatonina cuando y donde usted la necesita.

Hay un par de agentes naturales que se muestran promisorios en el tratamiento de la pancreatitis. Uno es el extracto vegetal del género cúrcuma, y el otro es el ácido alfa lipoico, que siendo una sustancia que no producimos, algunas veces necesita un refuerzo.

Capítulo 7

Disbiosis

El intestino delgado es un largo tubo de aproximadamente 2,5 cm de diámetro y 6 metros de longitud. Es asombroso ver cómo cabe un órgano tan grande en un espacio tan pequeño, ¿no es así? Su disposición en circunvoluciones lo hace posible.

Estructura y función del intestino delgado

El intestino delgado está compuesto por tres secciones.

El duodeno, la primera parte del intestino, se origina en el esfínter pilórico. Como se describió antes, el esfínter es el sitio por donde los alimentos abandonan el estómago bajo la forma de quimo ácido. En este punto, el bicarbonato liberado por el páncreas neutraliza el ácido. La bilis proveniente de la vesícula biliar también ayuda, y los tres, combinados, facilitan la defragmentación de los alimentos para su asimilación y la producción de energía. El duodeno es la sección más corta del intestino delgado, mide 25 cm o doce traveses de dedo, como su nombre lo indica.

La siguiente sección del intestino delgado es el yeyuno, que mide 2,5 m, y después el íleon, con 3,5 m de largo. Los nombres probablemente no le signifiquen nada a menos que usted haya sufrido una cirugía que terminara en una ileostomía o que haya recibido alimentación por un tubo colocado en el yeyuno.

Las paredes del intestino delgado son muy intrincadas, pues contienen muchos pliegues circulares de los que se extienden, hacia la luz del intestino, estructuras similares a un cabello de aproximadamente un milímetro de largo denominadas vellosidades. Tienen la apariencia del terciopelo y son capaces de moverse como las algas del océano. Sobre estas vellosidades hay células aun más delgadas llamadas microvellosidades, que les hacen merecer, acertadamente, el nombre de borde en cepillo. Hay aproximadamente 1700 microvellosidades por cada célula y tienen múltiples funciones. Aumentan significativamente el área de la superficie interior del intestino delgado, haciendo de este órgano el principal centro del proceso digestivo. Las enzimas digestivas que también se producen en la pared intestinal facilitan la fragmentación y digestión de las moléculas de los alimentos. Las células secretoras de moco también se encuentran en gran número en las vellosidades intestinales y en los espacios que se encuentran entre ellas, denominados criptas. La división celular es rápida en este órgano, debido a la increíble cantidad de trabajo que debe hacer. Las células se reemplazan aproximadamente cada cuatro días. ¡Es una increíble renovación!

Esperamos que haya podido hacerse una idea en su mente del aspecto que tiene el borde en cepillo. Esta increíble superficie permite la absorción en el intestino delgado de tantos nutrientes como sea posible. Sorprendentemente, si pudiéramos abrir el intestino y desplegar la mucosa en toda su extensión, podríamos cubrir un campo de futbol con ella. Vale la pena pensar en esto. La glucosa (de los carbohidratos como las frutas, los vegetales y los granos), los aminoácidos (de la desagregación de las proteínas), los ácidos grasos y los glicéridos (de la digestión de las grasas) y el colesterol son todos absorbidos en este borde en cepillo.

Cuando la digestión se altera, comenzamos a ver manifestaciones de todo tipo de enfermedades. Más adelante veremos algunas de las principales, pero es importante considerar primero el sistema inmunológico. Esta parte del intestino delgado es el sitio en donde nuestro sistema inmunológico se estructura. Hipócrates, el padre de la medicina, no se equivocaba cuando decía: "Una mala digestión es la raíz de todos los males".

Si usted es incapaz de digerir adecuadamente las grasas y los aceites, tendrá una deposición abundante, grasosa y de mal olor (frecuentemente llamada esteatorrea). ¡Usted no querrá estar parado en la dirección del viento si tiene este problema! Puede que sienta náuseas después de comer grasas y aceites. Si usted tiene un problema de mala absorción de los carbohidratos y del azúcar, usted puede sufrir de flatulencia, distensión y posiblemente diarrea.

Esto puede resultar realmente desagradable, porque la distensión disminuye significativamente su apetito, causa inflamación, le produce calambres y generalmente le hace miserable la existencia. Esto sucede porque el balance de las bacterias intestinales se altera (nosotros vivimos con las bacterias beneficiosas, o mejor, ellas viven con nosotros; normalmente ellas son nuestras"socias", por tanto, debemos apreciarlas en lugar de hacerles mala cara).

Un viejo proverbio dice: "La muerte comienza en el colon". Louis Kuhn, un naturópata del siglo XIX, y Élie Metchnikoff, ganadora del Premio Nobel a comienzos del siglo XX, fueron dos de los primeros científicos que identificaron las bacterias intestinales como un factor determinante de nuestra salud. Ellos hablaron acerca de la toxicidad intestinal, un proceso del que aún seguimos hablando con el nombre de inflamación. Cuando esta se produce, las uniones entre las células se rompen y estas pueden separarse y permitir que partículas como las proteínas de los alimentos pasen a través de estas separaciones y causar reacciones inmunológicas. Hablaremos de esto más adelante en la sección de la permeabilidad intestinal; por ahora, regresemos con nuestras amigas las bacterias benéficas.

Bacterias benéficas

¿Qué queremos decir con el término "bacterias benéficas"? Bueno, Metchnikoff creía que viene del hecho de que en el interior de nuestro intestino delgado tenemos miles de millones de bacterias residentes. De hecho, tenemos alrededor de 400 diferentes variedades de estas. No queremos aburrirlos aquí con los nombres de todas ellas, pero las más importantes son las especies *Lactobacillus*. Ellas tienen distintas funciones:

1. Desarrollan un sistema inmunológico competente en los ámbitos intestinal y sistémico.

2. Mantienen la integridad de las uniones intercelulares intestinales.

3. Compiten por el espacio y los recursos con bacterias potencialmente causantes de enfermedades.

4. Ayudan en la digestión de azúcares complejos (polisacáridos).

5. Ayudan en la absorción de azúcares simples (monosacáridos) y en el almacenamiento de los triglicéridos.

6. Ayudan en la síntesis de ciertas vitaminas, incluidas las vitamina K, B12, biotina, ácido fólico y ácido pantoténico (vitamina B5).

7. Metabolizan (cambios químicos, utilización y excreción) las hormonas esteroideas, los ácidos biliares, drogas y carcinógenos de la dieta.

8. Producen butirato como fuente de nutrición para las células intestinales.

Hay otras bacterias residentes comunes del intestino llamadas *Streptococcus*, *Enterococcus* y *Bacteroides*. Cuando todas estas bacterias están en equilibrio, tenemos una relación simbiótica con ellas; en esencia, nos mantienen bien. Sin embargo, las predisposiciones genéticas, el uso de antibióticos, deficiencias en la dieta, estrés, deficiencias inmunológicas o intolerancias alimentarias pueden alterar este balance y originar una condición que denominamos disbiosis. Esto sucede cuando las bacterias equivocadas (patógenos o causantes de enfermedades) crecen más que nuestras bacterias benéficas; cuando suceden en el intestino delgado, lo llamamos proliferación bacteriana intestinal o SIBO, por su sigla en inglés (Small Intestin Bacterial Overgrowth). En los casos de SIBO, las paredes intestinales se inflaman y las uniones intercelulares se ensanchan, lo que permite el paso de partículas de alimentos parcialmente digeridas o no digeridas. Esto confunde al sistema inmunológico y las intolerancias alimentarias muestran sus caras feas. Hablaremos de la enfermedad celíaca porque esta condición parece ser prominente en muchos de los diversos casos. La prueba de lactulosa-manitol es un buen examen para saber si sus uniones celulares están funcionando óptimamente.

Revisemos algunos de los factores asociados al balance de esta microflora intestinal.

Edad

El intestino es estéril antes del nacimiento. La primera introducción de la flora benéfica se produce durante el nacimiento, cuando el feto se expulsa a través de la vagina hacia el mundo exterior. La flora intestinal comienza a parecerse a la del adulto aproximadamente a los dos años de edad. Como usted probablemente podrá ver aquí, los niños que nacen por cesárea desarrollan una microflora intestinal completamente diferente y tendrán un retraso en la adquisición de las bacterias benéficas.

SIBO es también muy común entre las personas de edad y puede estar asociado a la malabsorción.

Microbios

Aunque el mecanismo exacto no está claro, sabemos que podemos manipular el balance de las bacterias en el intestino para crear efectivamente salud o enfermedad. Una bacteria probiótica específica llamada *Saccharomices boulardii*, administrada en forma de cápsulas, ha demostrado una reducción significativa en los índices de diarrea inducida por antibióticos.

Dieta

El microbioma (ecosistema) de las bacterias intestinales se percibe como un sistema complejo que interactúa con el mundo exterior. Hay una constante interacción con los alimentos que comemos, y estos influirán sobre el balance de la microflora. Los regímenes alimentarios de los niños pueden tener un profundo efecto en el desarrollo de la flora intestinal. Hay cientos de estudios que han demostrado que existen algunos alimentos específicos que tienen un efecto positivo en el balance microbiano. Como resultado de estos estudios, sabemos que hay una lista de alimentos llamados probióticos, porque sirven de nutrientes para las bacterias beneficiosas de nuestro sistema, de manera que estimulan un óptimo balance. Les daremos una lista de estos alimentos en la sección de dietas de este libro. Otros estudios han analizado el consumo de alimentos que contienen azufre, las dietas vegetarianas y veganas y las dietas ricas en isoflavonas como la soya. Mientras aquellos alimentos han tenido un impacto negativo, estas dietas tuvieron un efecto positivo.

Drogas

Los antibióticos son las drogas obvias que se deben mencionar por alterar el delicado equilibrio del ecosistema de nuestro intestino. Todos hemos oído que ellos acaban con toda nuestra flora intestinal, buena o mala. El término antibiótico literalmente significa "contra la vida". No queremos que usted piense que nosotros estamos en contra de todas las drogas, pero hemos tenido muchos años de sobreformulación y de formulación en infecciones virales, cuando de hecho los antibióticos no tienen efecto contra los virus. No estamos culpando a nuestros doctores porque nosotros, como pacientes, tenemos la idea y la expectativa de que una pastilla lo curará todo y eso esperamos cuando visitamos al médico.

Pero estas drogas pueden salvar vidas, por lo que en algunos casos deben apreciarse. Anotado esto, los antibióticos son drogas que muy probablemente alteren la microflora intestinal; por lo que, lejos de ayudar a su sistema inmunológico, en realidad lo afectan con el tiempo.

Otras drogas que pueden tener un efecto negativo sobre el balance microbiano son los inhibidores de las bombas de protones (PPI, por su sigla en inglés). Antes, en este libro indicamos que es la prescripción médica que comúnmente reciben los pacientes. Estas drogas reducen la cantidad de ácido en el estómago y, por tanto, reducen el pH del estómago y del intestino delgado. Esto a su turno reduce la cantidad de bacterias benéficas en esas partes del sistema digestivo, hecho que nos deja expuestos a la invasión de *Helicobacter pylori, Clostridium difficile,* levaduras y parásitos. La evidencia es aún escasa, por lo que no haremos reclamos aquí, pero vale la pena considerarlo.

Las drogas que alteran la velocidad del tránsito intestinal pueden también afectar el balance microbiano. Usted debe haber hecho en la escuela la prueba de ciencias en la que come granos de maíz dulce y cuenta el número de horas antes de que sean eliminados por el otro extremo. Bien, este es el tiempo que toma el tránsito intestinal. Drogas como la morfina y la loperamida (un antidiarreico) han mostrado que lo retardan significativamente. Otras, como la eritromicina, lo incrementan. En ambos casos, el balance bacteriano se altera y puede producirse una enfermedad.

Estrés

Ningún cambio que usted haga de su nutrición tendrá un efecto completo si usted no maneja el estrés. Ya hablamos sobre el efecto que tiene el estrés en la reducción del ácido del estómago, pues agrava la hernia hiatal e inicia la enfermedad por reflujo gastroesofágico. En la parte inferior del tracto digestivo, el resultado puede ser cualquier cosa entre la simple constipación y el síndrome de colon irritable o la diarrea explosiva. Ninguna de estas sería un placer. La razón por la que estas cosas pasan es, en parte, porque la pobre microflora es también susceptible al estrés. Un estudio en monos mostró que si los bebés fueran separados de sus madres, estarían eliminando *Lactobacillus* con su deposición desde el día de la separación. Esto conduce a un incremento en el riesgo de infección.

El estrés se conoce también por reducir los niveles de producción de inmunoglobulina A; esta desempeña un papel importante en la protección inmunológica en las áreas del cuerpo donde hay membranas mucosas. Esto incluye todo el tracto digestivo, los oídos, la nariz, la garganta, los pulmones y los tractos urinario y genital tanto en el hombre como en la mujer. Los bajos niveles de estas bacterias benéficas pueden volvernos susceptibles a toda clase de invasores oportunistas como parásitos y levaduras, o enfermedades causadas por bacterias con un deterioro catastrófico de la salud general.

Proliferación bacteriana intestinal (SIBO). Cuando las cosas van mal

Hasta ahora hemos hablado de la estructura y función del intestino delgado. También hemos hablado brevemente de las bacterias que viven en este y de cuáles son sus funciones. Ahora veremos qué tan importantes son, por lo que sinceramente esperamos que el rechazo que pudiera sentir hacia ellas se haya ido y que sea reemplazado por una sonrisa. Probablemente tendremos que borrar por ahora esa sonrisa, porque debemos hablar más acerca de los intestinos. A nosotros los británicos nos disgusta hablar sobre este tema, y cuando surge en una conversación es tan desagradable como si estuviéramos discutiendo sobre unos ladrones que irrumpieron en nuestras casas y robaron todas nuestras pertenencias. Podemos dejarnos de rodeos y hablar de SIBO.

SIBO, como usted recordará, es la abreviatura (en inglés) de proliferación bacteriana intestinal (Small Intestinal Bacterial Overgrowth). Esto significa que un número anormalmente alto de bacterias –por lo menos 100 000 bacterias por ml– están presentes en el intestino delgado, lo que refleja más las cifras de bacterias del intestino grueso o colon que las del intestino delgado. Esto puede ocasionar una gran variedad de síntomas desagradables. Revise estos:

- Distensión

- Malestar abdominal

- Diarrea

- Dolor abdominal

- Eructos

- Flatulencia

- Anemia.

- Deficiencia de vitamina B12.

- Malnutrición.

- Reducción de ácidos biliares.

- Esteatorrea.

- Pérdida de peso.

- Alergias alimentarias.

- Obnubilación mental.

- Inflamación sistémica.

- Disfunción autonómica.

- Fatiga crónica.

- Síndrome de las piernas inquietas.

- Malnutrición por deficiencia de vitaminas B12, A, D, E, B1, B3 y hierro.

Es una completa miseria digestiva. Esto debe contrastarse con el síndrome de colon irritable, con la enfermedad celíaca que no responde y la malabsorción de fructosa/lactosa, para confirmar cuál es su situación y poder trabajar en ella.

Los factores que pueden desencadenar la proliferación bacteriana intestinal incluyen los bajos niveles de ácido gástrico, antecedentes de uso de drogas inhibidoras de la bomba de protones, baja motilidad intestinal, enfermedades vasculares del colágeno, deficiencias inmunológicas, cirugías de cualquier parte del tracto gastrointestinal, edad avanzada, pancreatitis crónica, uso crónico de antibióticos, deficiencias de inmunoglobulina A, enfermedad celíaca, enfermedad de Crohn, síndrome de intestino corto, enfermedad no alcohólica del hígado, cirrosis, fibromialgia y rosácea. Usted puede hacerse el test para algunas de estas con su médico general como punto de partida para comenzar a trabajar. La otra alternativa es hacer una prueba de hidrógeno respiratorio, la cual mide el hidrógeno (H2) y el metano (CH4) en la respiración. Veinte partes por millón es el umbral que indica SIBO. Sin embargo, si usted tiene un tránsito intestinal rápido (elimina heces más de dos veces diarias), esta prueba puede salir positiva cuando de hecho no lo es (falso positivo), situación por la que no necesita aplicar corrección consciente.

Tratamiento

Hay algunos antibióticos como la ciprofloxacina, la norfloxacina, el clotrimazol y la rifaximina que pueden usarse en el tratamiento de la proliferación bacteriana intestinal. Sin embargo, usted deberá manejar después la disbiosis o de otro modo se encontrará en el mismo problema.

Capítulo 8

Permeabilidad intestinal

Hemos estado tratando principalmente con las estructuras que usted puede ver a simple vista; ahora, como sucede con el hígado, debemos hacer una vista microscópica, mirando las células y las moléculas del intestino delgado. Aquí tiene lugar la principal tarea de absorción de los nutrientes de los alimentos, y para entenderlo necesitamos ver a nivel molecular.

Estructura y función del intestino delgado. Parte 2

Cuando yo (DD) tenía catorce años desarmé mi bicicleta, incluido el rodamiento de la rueda posterior. ¿Quién sabía cómo estaban colocadas todas esas bolas? Por supuesto no pude colocarlas nuevamente en su sitio y la bicicleta nunca fue la misma. Hay un problema similar cuando el cirujano abre su abdomen; es difícil poner de nuevo todo el intestino adentro, particularmente si está inflamado.

La mayor parte es intestino delgado, que en este caso significa angosto. Como se describió en el capítulo anterior, tiene menos de una pulgada (aproximadamente 2,5 cm de diámetro), aunque es largo, aproximadamente 6 metros en el adulto. También tiene una gran superficie de área, por la presencia de vellosidades, unas prolongaciones a manera de dedos que protruyen hacia el interior del intestino.

Vellosidades

La razón para que usted necesite toda esa superficie es porque hay muchos nutrientes que deben absorberse de los alimentos.

Aun los animales primitivos como la lombriz de tierra, que son básicamente un intestino rodeado de músculos, tienen pliegues y arrugas en él para incrementar la superficie de área, pero nuestra superplegada estructura la incrementa mucho más.

Vistas al aumento de un microscopio, podemos notar que cada una de estas vellosidades tiene un capilar arterial que la recorre en toda su longitud trayendo sangre oxigenada, así como un capilar venoso y otro linfático que transportan, desde el intestino, nutrientes y otras moléculas. Las venas terminan en la vena porta que, a su vez, lleva todo su contenido al hígado, para procesarlo, almacenarlo, excretarlo o utilizarlo en la construcción de otras moléculas.

Tejido linfoide asociado al intestino

Los conductos linfáticos, por otro lado, conducen primero al tejido linfoide asociado al intestino, que constituye el sistema inmune del tracto digestivo. Está constituido por nódulos linfoides llamados placas de Peyer, además de tejido linfoide difuso que comienza en las amígdalas, en la parte posterior de la boca. De hecho, el tejido linfoide asociado al intestino constituye el más grande sistema inmunológico del cuerpo y por una buena razón: debe lidiar con tres tipos diferentes de materiales:

- Alimentos: para absorberlos y utilizarlos. Durante las primeras semanas de la vida, mientras el bebé está siendo protegido por los anticuerpos que obtiene de la leche materna, el tejido linfoide asociado al intestino construye una base de datos de las moléculas nutrientes que pueden ser permitidas en el organismo.

- Materiales propios: para permitirles realizar su trabajo. Usted podría pensar que esto se refiere solamente a usted, pero los científicos hoy día piensan también en los microorganismos que viven dentro, sobre y con usted: las bacterias "amigables". Constantemente estamos intercambiando información y nutrientes con estas bacterias, así como utilizándolas para enviar información. El olor propio de cada persona, por ejemplo, está mayormente determinado por las bacterias intestinales y las que viven en su piel.

- Materiales extraños: potencialmente indeseables y necesitan procesarse o eventualmente eliminarse. Esto incluye a las bacterias "no amigables" y virus, así como algunas moléculas que vienen con los alimentos, pero con las cuales no podemos hacer nada útil. El doctor Leo Galland habla acerca de la carga "tóxico/antigénica de la cual el cuerpo necesita protegerse".

El procesamiento de todo esto y el manejo de la información mantienen al tejido linfoide asociado al intestino muy ocupado; esto también significa que necesitamos un eficiente sistema de detección y protección, para evitar su sobrecarga.

Moco

Las membranas interiores de todo el cuerpo, desde los labios hasta el ano, desde la nariz hasta los pulmones, además de los aparatos urinario y reproductor, son conocidas como membranas mucosas. Se han denominado mucosas (un adjetivo) porque están cubiertas de moco (un sustantivo). Este es una sustancia brillante y viscosa que las recubre y protege, de la cual será consciente solamente cuando sale por su nariz al estar resfriado.

El moco también forma parte de los elementos que usted expulsa cuando tiene diarrea. En ambos casos, constituye un mecanismo que el cuerpo utiliza para expulsar algo perjudicial. Esto significa que (en la mayoría de los casos) la diarrea o el escurrimiento nasal NO SON el problema; es una de las formas que tiene el cuerpo para solucionar el problema. Por tanto, suprimirlos no es una idea muy inteligente, a menos que se trate de un caso muy agudo. Si la diarrea se vuelve crónica, usted puede no tener alternativa, puede necesitar reemplazar los líquidos y electrolitos que haya perdido, pero su cuerpo no decidirá "mejor afuera que adentro" sin una buena razón.

Los adultos saludables producen alrededor de un cuarto de litro de moco al día. Está principalmente constituido de azúcares, pero no del tipo que usted obtiene en un refresco; las células primitivas comenzaron utilizando estas moléculas llamadas glicanos, de las que se ha desarrollado toda una nueva ciencia llamada glicobiología. Los glicanos están frecuentemente mezclados y combinados con proteínas, aminoácidos y lípidos, y tienen dos importantes propiedades: forman largas cadenas o polímeros, y atraen grandes cantidades de agua. Esto es exactamente lo que usted necesita para producir moco.

La otra parte de la historia es que el organismo desarrolla moléculas llamadas lectinas, que interactúan con los glicanos para romperlas, abrirlas o unirse a ellas. Del mismo modo que los anticuerpos son moléculas que identifican y reaccionan con las proteínas, las lectinas identifican y reaccionan con los carbohidratos y los glicanos. Las lectinas guían a las células a donde deben ir en el crecimiento embrionario, todo el mecanismo de los grupos sanguíneos ABO se basa en ellas, incluso la proteína C reactiva que se utiliza para las pruebas de inflamación es una lectina. En otras palabras, son esenciales para la vida y la salud, pero algunas veces pueden trabajar en contra nuestra. Por ejemplo, las lectinas son la razón por la cual debemos cocinar muy bien algunas leguminosas o podrían enfermarnos.

Hay algunas partes del tracto digestivo que obviamente necesitan estar protegidas por el moco. El esófago necesita protección contra las posibles lesiones causadas por las partes filosas de algunos alimentos, al igual que el estómago contra su propio ácido. Las cosas son menos dramáticas en el intestino delgado, pero igualmente necesita protección contra infecciones, drogas como la aspirina e, incluso, algunas veces contra alimentos. En el intestino grueso, el moco forma una barrera casi impenetrable, pero en el intestino delgado es porosa, porque los nutrientes de sus alimentos deben pasar a través de ella para absorberse. Sin esta protección se podría producir fácilmente una inflamación de las células, y lo que podría perpetuar el ciclo. Cuando los componentes de la capa de moco se ponen en contacto con las células subyacentes, previenen que se pueda producir la inflamación bloqueando los genes que podrían ocasionarla. Anoten otro punto a favor de la naturaleza.

Células y uniones

Las células de las membranas intestinales se renuevan más rápido que cualquier otra célula del cuerpo, lo que representa otro factor de protección contra los daños químicos. Es decir, el intestino está en un permanente estado de inflamación controlada, cuyo principal propósito es la curación y reparación de los tejidos. Las células, y especialmente las uniones entre estas, necesitan mantenerse en un buen nivel de reparación o de carga tóxico/antigénica del cuerpo.

Las uniones entre las células son complejas y maravillosas. Haga una investigación en internet para buscar una imagen de los "desmosomas" y verá lo que queremos decir: la naturaleza inventó el velcro antes de que nosotros lo hiciéramos. Las comunicaciones o uniones entre las células crean angostos canales que comunican el interior de dos células adyacentes, por donde pueden pasar mensajeros moleculares. Estas comunicaciones célula-a-célula les permiten actuar en conjunto previniendo que, por ejemplo, células individuales puedan tornarse cancerosas. Esto es también importante para la comunicación entre las células nerviosas tanto del cerebro como del corazón.

Como se ve, hay múltiples barreras de defensa entre los materiales que vienen del exterior del cuerpo al interior de los intestinos y del cuerpo. Comenzando desde el interior de los intestinos, tenemos:

- La capa de moco que cubre y protege el intestino.

- Las células epiteliales, que deciden qué moléculas dejan entrar.

- El tejido linfoide asociado al intestino, que mantiene la vigilancia sobre las moléculas que ingresan.

- El hígado que filtra los elementos indeseables y utiliza los buenos.

Permeabilidad intestinal

Cualquier cosa que lesione estas barreras, aunque sea solamente una de ellas, puede desencadenar una sucesión de daños que afecte a las demás y perforar la barrera intestinal. Con frecuencia, esto se convierte en un círculo vicioso que se perpetúa, a menos de que se establezca un tratamiento efectivo.

No podríamos hablar de la permeabilidad intestinal sin conocer el trabajo del doctor Leo Galland en Nueva York; él es el punto de referencia en este tema. Según se desprende de las investigaciones realizadas, si usted tiene un intestino permeable, casi con seguridad andará en un círculo vicioso. Él describe cuatro diferentes círculos viciosos que pueden presentarse (y que pueden coexistir, por supuesto). Ello son el estrés hepático, la malnutrición, las alergias e intolerancias alimentarias, y la proliferación bacteriana del intestino delgado.

Estrés hepático

No se necesita mucho para que su intestino se vuelva permeable: puede ocurrir por un brote de gripa o por un consumo alto de alcohol, por ejemplo. Cuando esto sucede, se absorbe una gran cantidad de componentes de los alimentos que normalmente no deben absorberse. Estos pasan directamente al hígado, el cual trata de inactivarlos y excretarlos por la bilis. Pero las enzimas que realizan esta función pueden estar sobrecargadas, en cuyo caso la bilis contendrá tanto toxinas inactivas como activas. En el lapso de una hora después de haber comido, la mezcla de alimentos tóxicos volverá absorberse y de nuevo excretarse, lo cual lesionará el intestino por segunda vez.

Malnutrición

Produce daño a nivel de las uniones intercelulares, lo que ocasiona la permeabilidad intestinal. Cualquiera que sea la causa de este daño, puede también lesionar el resto de las estructuras celulares alterando su función y, como resultado, se limita la absorción activa de nutrientes. Muchos de estos nutrientes se necesitan para la producción de nuevas células, y las células con más rápida velocidad de renovación son precisamente las intestinales, por lo que la falta de nutrientes las afectará a ellas en primer lugar. En estas condiciones, ellas son incapaces de sanarse adecuadamente, por lo que las filtraciones no se arreglan y la absorción de nutrientes no mejora.

Alergias e intolerancias

Si usted reacciona a un alimento en su puerta de entrada, el intestino, este se inflamará y se incrementará su permeabilidad. Esto permitirá que las moléculas provenientes de los alimentos que atraviesan la pared estimulen el sistema inmunológico y se causen síntomas alérgicos en cualquier otra parte del cuerpo, como migrañas, asma o artritis. Esto mantiene al sistema inmunológico permanentemente"irritado", lo que a su vez incrementa el impacto sobre el intestino.

Disbiosis o proliferación bacteriana intestinal

La lista de agentes que pueden desencadenar este proceso es larga, pero pueden agruparse en dos categorías: organismos y moléculas.

Organismos. Esta categoría cubre un amplio rango de organismos, algunos de los cuales se han descrito en capítulos previos:

- Virus: norovirus, rotavirus, usted puede nombrarlos, pero definitivamente incluyen la influenza.

- Bacterias: particularmente en infecciones agudas como la gastroenteritis.

- Levaduras: cándida y otros organismos pueden horadar las membranas del colon, pero su principal daño se produce por la inhibición de las bacterias"amigables".

- Parásitos: *Giardia, Blastocystis* y otras que usted puede no conocer, pero que está transportando en su intestino.

No queremos profundizar mucho en el papel de las infecciones, pero es bastante claro que el norovirus, que le producirá vómito y diarrea, no es de la clase que deba tener en su pared intestinal.

Moléculas. También desempeñan un papel importante en el daño intestinal, e incluyen:

- Alcohol: si alguna vez ha tomado con su equipo de futbol, sabrá a qué nos referimos. No es ninguna ciencia de cohetes.

- Drogas antiinflamatorias no esteroideas (AINES): porque al inhibir la inflamación, detienen los procesos de reparación celular, especialmente en el punto de entrada al cuerpo. Tomar una sola dosis de aspirina o acetaminofén incrementa la permeabilidad intestinal por corto tiempo.

- Metales pesados: se ha visto que el níquel, especialmente, puede ser realmente malo para el intestino (ver más abajo).

- Trigo y gluten: pueden ser nocivos de muchas maneras (ver la siguiente sección).

Zac tenía 21 años de edad y era un estudiante brillante, tanto que ganó una beca para ir a estudiar por un año en Guadalajara. Ya había tenido algunos trastornos menores de la salud; de hecho, él había diagnosticado su problema de intolerancia a la lactosa como la causa del irregular funcionamiento de su intestino y la falta general de energía y ánimo, que pudo solucionar retirando todos los productos de la dieta.

A solo dos semanas de estar en México, desarrolló diarrea aguda y vómito. Después de haber tomado un antibiótico, quedó con pérdidas intestinales crónicas, distensión y malestar. Tres ciclos posteriores de antibióticos no pudieron solucionarlo; además de los síntomas abdominales, se sentía con frecuencia débil, mareado y propenso a la deshidratación. Si alguien le hizo exámenes bioquímicos mientras estuvo allí, yo (DD) nunca supe nada al respecto. ¡Qué lástima, porque probablemente hubieran mostrado que sus electrolitos eran un desastre! La diarrea y el vómito producen eso.

Entonces volvió a casa, a una dieta a la cual estaba más acostumbrado, y las cosas mejoraron un poco más pero no mucho. Él era bastante independiente, por lo que comenzó a retirar algunos alimentos para ver si esto le ayudaba. A veces así era, pero su respuesta era irregular y la lista de alimentos que retiraba iba creciendo. Para el tiempo en que él vino a verme, estaba tomando dos antidiarreicos la mayoría de los días.

Hicimos una serie de exámenes que mostraron varias cosas interesantes que estaban relacionadas: como sospechábamos, la permeabilidad intestinal estaba muy alta, casi fuera de la escala. Había un montón de grasa en la deposición, aunque él estaba en una dieta baja en grasas (porque le ayudaba para aliviar sus síntomas), por lo que la permeabilidad no era la única consecuencia de su enfermedad y tratamiento; también tenía malabsorción para las grasas. La vitamina D en sangre estaba en niveles muy bajos; como esta es una vitamina liposoluble y él no podía absorber las grasas, tampoco podía absorber la vitamina D, lo que quiere decir que no estaba en condiciones de ayudar a reparar su intestino. No tenía ninguno de los beneficiosos (y quizá esenciales) lactobacilos en su intestino grueso como resultado de todos los antibióticos que había tomado.

Un par de elevaciones menores de las enzimas hepáticas sugerían que el hígado estaba comenzando a congestionarse, por lo que los efectos acumulativos estaban empezando.

El tratamiento para esta situación parecía relativamente fácil. Retiramos todos los alimentos que discordaban con él (por ahora) e iniciamos un tratamiento con vitamina D, glutamina, zinc, fosfatidilcolina y probióticos.

En el momento de estar escribiendo esto, está aún bajo tratamiento y sintiéndose mejor semana tras semana.

- Alergias alimentarias: las reacciones a los alimentos pueden causarse y a su vez causar permeabilidad intestinal: el clásico ciclo autosostenido.

- Alimentos transgénicos: muchos de estos contienen toxinas como el *Bacillus thuringiensis* (Bt), que ha sido diseñado para lesionar el intestino de los insectos y que casi con seguridad hace lo mismo con el nuestro.

Enfermedades asociadas al trigo

Cuando los primeros humanos migraban fuera de África del este, hace alrededor de 10 000 años, tenían que pasar a través del llamado triángulo fértil de Oriente Medio. Estando allí tomaron la costumbre de cosechar y comer las semillas de una hierba que ahora conocemos como trigo. Este fue el nacimiento de la agricultura. Es extraño que apenas desde hace 70 años averiguamos que el trigo puede ser malo para nosotros en algunas ocasiones. Hemos sabido acerca del síndrome celíaco, también llamado "sprue", desde hace algún tiempo, pero no sabíamos qué lo causaba (la palabra celíaco justamente significa abdominal, y "sprue" es una vieja palabra alemana para indicar los problemas crónicos del intestino). Entonces, en la década de 1940, un pediatra alemán llamado Dicke averiguó que si se daba trigo a niños con síndrome celíaco, sus síntomas empeoraban.

En la década de 1960 se comenzaron a presentar varias cosas simultáneamente. Un investigador encontró evidencias de la presencia de anticuerpos al gluten en personas con enfermedad celíaca. Enfermedades de la piel como la dermatitis herpetiforme y algunas enfermedades neurológicas también fueron relacionadas con el trigo. Desde entonces, nos hemos dado cuenta de que existe una amplia gama de reacciones al trigo, de las cuales hemos podido analizar bastante bien sus mecanismos. Esto nos deja una pregunta: si el trigo nos puede enfermar de todas esas diferentes maneras, ¿el problema es la reacción que produce o los intentos del cuerpo para solucionarlo?

Gluten y enfermedad celíaca

Gluten proviene de la palabra del latín *glue* ("pegante"). Es una proteína almacenada en las semillas del trigo, que las plantas utilizan cuando comienzan su crecimiento; cuando usted hace el pan con la harina de trigo, el gluten le da la consistencia suave, ligera y agradable para comer. Por esta razón, el ser humano siempre ha tratado de incrementar el contenido de gluten de la harina que utiliza, pero es solo en los últimos 50 años que hemos logrado hacerlo realmente bien. Precisamente en este mismo período, hemos visto una explosión en la ocurrencia de casos ocasionados por las reacciones al gluten.

La enfermedad celíaca es una enfermedad autoinmune desencadenada por la exposición al gluten. Específicamente a un fragmento del gluten conocido como el 33-mer (porque tiene 33 aminoácidos de largo) que sorprendentemente resiste a todas las enzimas digestivas, por lo que puede atravesar por todo el sistema inmunológico intestinal. Allí puede activar una reacción inmunológica, pero esto solamente es un problema para las personas que tienen un tipo genético específico. Si usted tiene alguno de los tipos genéticos conocidos como HLA DQ2 y HLA DQ8, entonces usted cuenta con receptores celulares de superficie (proteínas en el exterior de sus células) que son similares a los del 33-mer que estimulan la reacción de su sistema inmunológico, pero en este caso la reacción sería contra sus propios receptores, lo que resulta perjudicial. Esta reacción inmune ataca particularmente las capas del intestino delgado y produce el incremento de la permeabilidad intestinal, que es uno de los primeros cambios que resultan.

Los síntomas "clásicos" de la enfermedad celíaca son diarrea crónica, malestar abdominal, pérdida de peso y fatiga. Note que esta enfermedad ha tenido una "promoción" desde síndrome a enfermedad, porque síndrome significa "sabemos que estos síntomas se presentan juntos, pero no sabemos por qué", y ahora sabemos qué los causa. La lista de síntomas siempre incluye algunos no intestinales como la anemia y la osteoporosis, y algunos más importantes como los desórdenes neurológicos.

Es necesario que usted tenga alguno de los dos tipos genéticos HLA DQ2 o HLA DQ8 –como el 25% de las personas de origen caucásico– para desarrollar verdaderamente la enfermedad celíaca en algún momento de su vida; pero si usted tiene el gen y come trigo, la posibilidad sube al 30%. Por esta razón, un test positivo para el gen no prueba nada, mientras que un test negativo prueba que usted no puede tener esta enfermedad, aunque hay muchas otras causadas por el trigo que usted puede tener. Las pruebas de anticuerpos confirman si usted tiene enfermedad celíaca; hay aproximadamente un 1% de la población que puede tener el test positivo en cualquier momento.

Los médicos solían pensar (tal vez aún lo hacen) que es una situación de "activo" o "inactivo": o tiene la enfermedad plenamente desarrollada, o probablemente la está desarrollando. Pero ahora sabemos dos cosas en relación con esto: en primer lugar, que por cada persona que está seriamente enferma hay un cierto número con una versión menos severa; en segundo lugar, que hay una serie de diversas maneras en que el trigo puede enfermarlo, que comenzaremos a ver ahora.

Ataxia por gluten

El gluten y la enfermedad celíaca se vincularon inicialmente con enfermedades nerviosas en la década de 1960, pero solo hasta 1996 esta conexión se estableció propiamente por un grupo de neurólogos en la ciudad inglesa de Sheffield. Se denominó ataxia por gluten porque esta fue la lesión que se describió en los primeros pacientes en quienes se identificó esta relación, pero actualmente se han descrito diferentes desórdenes neurológicos relacionados con la reacción al gluten. Aproximadamente el 40% de los pacientes tienen ataxia y presentan inestabilidad, falta de coordinación, algunas veces con movimientos involuntarios, debidos a cambios en el cerebelo, la parte del sistema nervioso que controla los movimientos. Otro 40% tienen neuropatías: alteraciones en la sensibilidad, problemas en el control de los movimientos, o ambos, causados por alteraciones en los nervios periféricos y no en el cerebro. El restante 20% está formado por un pequeño número de pacientes que presentan migraña, epilepsia, miopatías (debilidad muscular) y el llamado síndrome de la persona rígida (una rara enfermedad que produce deterioro progresivo, con contracturas y espasmos de todos los músculos).

Cuando los neurólogos compararon sus estadísticas con las del Departamento de Gastroenterología, encontraron que por cada cuatro personas diagnosticadas con problemas intestinales causados por gluten, había una con problemas neurológicos del mismo origen. Es más, si usted tiene una enfermedad neurológica inexplicable (quiere decir no diagnosticada), tiene un 50% de posibilidades de que sea un problema causado por el gluten.

Alergia/intolerancia al trigo

Hay tres veces más personas que no tienen los genes HLA que aquellas que los poseen, y existen muchas otras proteínas en el trigo diferentes al gluten. Por tanto, sería lógico que hubiera más personas con alergias o intolerancias al trigo diferentes a la enfermedad celíaca, y de hecho las hay. Usted no puede simplemente depender de los exámenes de sangre o incluso de las pruebas cutáneas, aunque las publicaciones a este respecto no son muy confiables. Creemos que el mejor cálculo podría ser que aproximadamente el 10% de la población tiene algún tipo de reacción al trigo. Esto es diez veces más que aquellos que tienen la enfermedad celíaca.

Los síntomas de alergia al trigo pueden ser digestivos, como distensión y malestar abdominal, y funcionamiento irregular del colon, o síntomas más generales, como cansancio, problemas de concentración y memoria, sensación de lentitud general y problemas con el sueño.

También está el diagnóstico de una alteración con el nombre más largo que conozco: "anafilaxia inducida por el ejercicio dependiente del trigo". El nombre la describe claramente. Sucede en atletas que después de participar en una carrera, y no en cualquier momento, desarrollan una reacción alérgica que con frecuencia es del tipo de la urticaria, pero que puede llegar a producir una reacción anafiláctica que pone en peligro la vida.

Aglutinina del germen de trigo

Es uno más de los problemas que puede causar el trigo, y requiere la presencia de dos factores que deben presentarse juntos. La aglutinina del germen de trigo es una lectina, de las que dicho germen tiene muchas en su superficie, porque ayudan a proteger las células de la planta contra bacterias y hongos. Esta acción protectora se produce porque la lectina es específica contra un glicano llamado N-acetil glucosamina (NAG), ya que hay muchos de ellos en las paredes de las bacterias y los hongos. Las superficies de las células epiteliales del intestino también contienen grandes cantidades de NAG que podrían ser atacados por las lectinas del germen de trigo, pero esto normalmente no sucede por la protección que da la capa de moco.

La aglutinina, como el 33-mer del gluten, no es fraccionada por la cocción ni por las enzimas digestivas, por lo que el moco es nuestra única protección contra ella.

Hay diez veces más cantidad de aglutinina en el grano entero que en la harina blanca, por lo que el grano entero puede no ser siempre bueno para nosotros.

Ahora, el virus de la influenza también tiene una gran cantidad de lectinas en su superficie, dos de las cuales son importantes para esta historia. Sus nombres son innecesarios, por lo que las identificaremos solamente por sus iniciales, H y N. H se une a uno de los glicanos en la capa de moco del intestino, lo que sostiene estable al virus, mientras que N ataca y divide los glicanos.

Cuando esto ocurre, la capa de moco se rompe y permite que las lectinas de los alimentos como la del germen de trigo se pongan en contacto con las células epiteliales. Esto desencadena una reacción inflamatoria defensiva que edematiza la mucosa y la hace más porosa, con lo que ya tenemos un aumento en la permeabilidad intestinal. Pero aún hay más: las células nuevas tienen una gran cantidad de glicanos en su superficie, los cuales van perdiendo a medida que envejecen. La inflamación mantiene joven la población de células, lo cual les da a las lectinas más trabajo y perpetúa el ciclo de la inflamación.

Hay un epílogo para esta historia: una vez que el intestino se ha vuelto permeable, las aglutininas pueden ingresar al torrente sanguíneo. La N-acetil glucosamina se encuentra en grandes cantidades en el cartílago y, cuando las aglutininas se unen a ella, producen inflamación de las articulaciones: artritis. Esa es la razón por la cual las personas toman glucosamina contra la artritis, para engañar a las aglutininas y mantenerlas alejadas de las articulaciones, dándoles algo más a qué unirse. Esto funciona a veces, pero se deben tomar grandes cantidades de glucosamina al día. Por supuesto, suspender el consumo de trigo también puede ayudar. La aglutinina del germen de trigo también puede afectar los riñones, fijándose y lesionando sus tejidos. Un estudio de 2007 encontró que las personas que comían bastante pan tenían el doble de riesgo de desarrollar cáncer de riñón.

¿Recuerda la colecistoquinina, la hormona que se produce cuando ingresan alimentos al duodeno, activando la secreción de los jugos digestivos del páncreas y la vesícula biliar? Esto también hace que usted se sienta satisfecho y suprime el apetito. La aglutinina del germen de trigo se puede fijar a los receptores de la colecistoquinina impidiéndole trabajar. Esto significa que su apetito no se suprimirá como debería y que no se producirán las enzimas digestivas ni la bilis cuando son necesarias, por tanto, usted no podrá absorber los nutrientes de sus alimentos adecuadamente. Esta malabsorción afecta más a los lípidos que a los carbohidratos o a las proteínas, y puede ocasionar deficiencias de ambos y de las vitaminas liposolubles. Y si usted sigue hambriento, pero los alimentos grasosos no le atraen y además le han dicho que pueden ocasionarle una enfermedad cardíaca, ¿qué va a poder comer?

Níquel

Este metal es bien conocido como responsable de la dermatitis de contacto, típica reacción al metal de adorno en las vestimentas, pero solo recientemente (2009) unos investigadores describieron el síndrome de alergia sistémica al níquel (SNAS, por su sigla en inglés). En este se produce la típica reacción alérgica en la piel, además de cefalea y problemas intestinales.

Usted puede encontrar el níquel en metales no preciosos; esto es, cualquier metal diferente de la plata y del oro de alta pureza. Por tanto, usted puede estar expuesto a él en anillos y joyería, pulseras de relojes, botones de pantalones, etc. Pero la mejor forma de obtener una dosis alta de níquel es utilizando aretes o *piercings* de metales no preciosos. Por supuesto también se encuentra en algunos materiales de odontología y en los metales utilizados para los implantes articulares, como las caderas o rodillas artificiales; estas alergias constituyen un problema reconocido. Incluso en algunas válvulas de reemplazo para el corazón.

El níquel es un componente del acero y puede filtrar impurezas durante la cocción. Puede encontrarse en el agua potable, aunque esto es poco común, a menos que usted esté fuera de la red del acueducto y tenga su propia fuente de agua. Hay desacuerdo acerca de cuáles alimentos contienen niveles altos de níquel, lo que probablemente refleja variaciones locales. El único acuerdo parece respecto al chocolate y los marañones (lo cual es una verdadera lástima). También encontrará níquel en el cigarrillo, con cadmio, pero de hecho hay significativamente más níquel en los cigarrillos electrónicos que en los reales: unas pocas nanopartículas de níquel y estaño.

¿Por qué esto es un problema? El níquel produce serios daños en la pared intestinal. Según estudios realizados en animales, produce daños oxidativos y simultáneamente inhibe las enzimas que podrían repararlos. Esto activa el ciclo de la inflamación; podría pensarse que es el equivalente interno a la dermatitis de contacto. Esto se conoce como el síndrome sistémico de alergia al níquel, y tiene tres grupos de síntomas, incluidos dermatitis de contacto, cefalea y síntomas gastrointestinales como distensión, flatulencia, hábitos intestinales erróneos y malestar abdominal.

Hay un efecto adicional: cuando se hacen pruebas de intolerancia a la lactosa en personas que tienen el síndrome de alergia sistémica al níquel, el 75% salen positivas, en comparación con solo el 7% de los controles (personas sin problemas con el níquel). La intolerancia a la lactosa no es una alergia; es causada por una deficiencia enzimática. Aunque la lactasa es una enzima digestiva, no viene del páncreas, es producida por las células que recubren el intestino delgado. Claramente, el níquel irrita estas células al punto que les impide producir la lactasa y las enzimas antioxidantes.

El níquel ha estado con nosotros por mucho, mucho tiempo; y nosotros hemos sido conscientes de que causa dermatitis de contacto también desde hace largo tiempo. ¿Pero por qué solo recientemente hemos entendido el síndrome de alergia sistémica al níquel? Probablemente por el aumento en el uso de *piercings* y prótesis: múltiples *piercings*, esto es, más que el elegante par de aretes y cada vez más válvulas y prótesis articulares colocadas en más y más personas. La incidencia de alergia al níquel es del 17% en las mujeres y solo del 3% en los hombres; los médicos asumen que esto se debe a que las mujeres están más en contacto con joyería, pero en realidad no se sabe.

Tratamiento

Su médico puede prescribir corticoides en crema contra la dermatitis de contacto, lo que es razonable al menos por corto tiempo. Si se aplica por largo tiempo, los efectos adversos pesarán más que los beneficios. Esto no tendrá ningún efecto si su problema con el níquel es en el intestino. En este caso, hay dos cosas que usted podría hacer antes de iniciar el tratamiento general contra la permeabilidad intestinal: evite cualquier contacto con el níquel, de cualquier fuente, para reducir el problema en curso, y tome grandes cantidades de zinc por vía oral, que gradualmente irá desplazando el níquel de su cuerpo en general y de su intestino en particular.

Capítulo 9

El intestino grueso y lo que entra o sale

Nos encontramos todavía en ese largo tubo del sistema digestivo, solo que ahora estamos dentro de la última parte del tracto gastrointestinal llamada colon o intestino grueso. Esta última parte se ve como una rueda de bicicleta y es bueno que no se "pinche", o estaremos en reales problemas.

Estructura y funciones del intestino grueso

El colon comienza en la válvula ileocecal, situada entre el intestino delgado (íleon) y el intestino grueso. Si usted tiene una enfermedad inflamatoria del colon, puede sentir molestia al tratar de palparlo a través de la pared abdominal. Adelante, intente hacerlo: encontrará el suyo al lado derecho del abdomen, a medio camino entre la parte alta del hueso de la cadera y el ombligo. Obtiene su nombre por el sitio en donde se localiza: entre el íleon y el ciego (la primera parte del intestino grueso). Un poco más abajo, en el extremo del ciego, se encuentra el apéndice, una pequeña estructura vermiforme que parece haber perdido sus funciones a través del proceso de la evolución. Algunos científicos creen que su función es servir de reservorio de bacterias benéficas que se liberan en cuando hay una infección. Charles Darwin propuso que el apéndice se usaba para digerir hojas como en los primates. Los herbívoros como los caballos y los koalas aún tienen un ciego muy largo, lo que sugiere que la teoría de Darwin podría ser correcta. Enseguida del ciego se encuentra el colon ascendente, al lado derecho del abdomen, que asciende hasta alcanzar la cara inferior del hígado en donde da un giro de 90° para atravesar el abdomen justo por debajo del ombligo –colon transverso– y luego de otro giro de 90° desciende –colon descendente– por el lado izquierdo del abdomen. El colon sigmoide, con forma de una letra *c*, termina en el recto. El esfínter anal se asegura de que todos los desperdicios se mantengan dentro hasta que podamos ir corriendo al baño. Las áreas del intestino grueso sometidas a mucho estrés son el colon sigmoide y el recto, debido a que los elementos de desecho permanecen un tiempo en esta parte antes de excretarse. Algunas personas no reciben adecuadamente las señales de "urgencia" para evacuar y otras prefieren ignorarlas hasta que sea "más conveniente". Yo (AP) realmente no recomiendo proceder de esta manera.

Ya hemos visto el trayecto a lo largo de este tubo. ¿Qué lo hace realmente trabajar? Para comenzar diremos que hay cuatro capas a lo largo de toda la estructura. La capa externa, la que se pone en contacto con los otros órganos, es la capa serosa. Todos los órganos abdominales están cubiertos por esta capa serosa que permite los movimientos entre ellos sin fricción (ya hablamos de esto anteriormente). Los chinos le dirán que esto ayuda a mantener la energía Qi entre los órganos. El recto carece de esta capa serosa porque no tiene mucho movimiento. Por debajo de la serosa está la capa muscular o lámina propia. Si usted recuerda, el peristaltismo (un tipo de movimiento en ondas) es extremadamente importante en el intestino para mover hacia adelante las heces y expulsarlas. La capa por debajo de la muscular es la submucosa que contiene tejido conectivo, glándulas, vasos linfáticos y nervios. ¿Ha notado cómo el colon se porta mal cuando estamos nerviosos? Es nuestro viejo amigo el nervio vago haciendo de las suyas nuevamente. La capa más interna es la mucosa que segrega el moco que protege de la erosión y de la invasión de bacterias.

La principal función del colon es absorber líquidos y algunos nutrientes para darles consistencia a las heces y facilitar su expulsión del cuerpo. No muy sólidas, o no podrán ser expulsadas rápidamente y usted se sentirá mal. En el intestino delgado las heces son líquidas; si se mantienen así, usted sufrirá de urgencia continua, lo cual no es bueno si usted quiere llevar adelante su vida. Las bacterias en el colon (bifidobacterias) también desagregan algunos materiales digestivos.

Moco también se produce en la parte final del tubo digestivo para asegurar un tránsito suave de sus heces. Si esto no sucede por cualquier razón, usted deberá tomar alimentos con mucílago para ayudar al proceso (más sobre este tema en la sección de tratamientos y recetas).

Eliminación o defecación es el nombre que se le da a la expulsión de los residuos digestivos que llamamos heces. Es una acción refleja que se produce cuando el recto se llena, estimulando unos receptores en la mucosa rectal. El recto permanece normalmente vacío hasta que una onda peristáltica mueve materia fecal desde el colon al recto. Es como estar viendo las olas del mar lavando los guijarros y conchas vacías de la playa. En términos simples, los minerales calcio y magnesio trabajan como una orquesta, balancean la contracción y relajación de los músculos, creando el peristaltismo. Muy poco de este reflejo se encuentra bajo el control voluntario. Si usted inhibe la defecación, se creará problemas porque los receptores del recto pronto se deprimirán y la sensación de urgencia defecatoria desaparecerá por unas horas hasta que las olas laven nuevamente los desechos del lecho marino. La constipación ocurre cuando las heces se mueven lentamente a lo largo del colon. Un exceso de agua es absorbido por el colon y crea unas heces duras y secas, y usted de nuevo se sentirá mal. La razón para este malestar es que las toxinas de las heces no se expulsan sino que se reabsorben y se reciclan. Contrariamente, la diarrea ocurre cuando los desechos de los alimentos pasan muy rápido a través del intestino delgado o cuando los alimentos que no se han podido digerir bien irritan e inflaman la pared del colon. El quimo ácido (¿recuerdan el estómago?) se mueve muy rápido a través del intestino, reduciendo la cantidad de líquido y electrolitos que se reabsorben. La proliferación bacteriana produce toxinas que pueden dañar los mecanismos de reabsorción de agua, exacerbando la diarrea. Esto puede ser fatal para los niños, ya que ellos tienen mínimas reservas de agua y electrolitos. Tampoco es bueno para usted, porque puede perder su transporte al trabajo si no logra salir del baño en la mañana.

Enfermedad inflamatoria del intestino

¿Recuerda cuando usted era niño y corría jugando con sus amigos? Si usted era infortunado o particularmente torpe, podía tropezar, caer y levantarse la piel de las manos y las rodillas. ¿También recuerda cómo se inflamaba a medida que su sistema inmune enviaba cargamentos de células blancas al área para luchar contra cualquier bacteria invasora? El área se tornaba inflamada y dolorosa, incluso podía hacerlo llorar. Bueno, pues esto sucede en la enfermedad inflamatoria del colon, solo que ocurre en su interior. Usted no podrá verlo, ¡pero por Dios que podrá sentirlo! Para algunos, la sensación quemante será demasiado intensa para soportarla. Para otros, los síntomas podrán ser tan leves que solamente le impidan usar prendas ajustadas.

Cuando yo pienso en todos los niños con desórdenes de autismo con quienes he trabajado, recuerdo que a ninguno de ellos le gustaba usar yines o prendas de ropa ajustadas. Cada uno de ellos prefería utilizar prendas suaves una o dos tallas más grandes de la que él requería. Otros se quitaban la ropa y la volvían al revés. En algunos de ellos, estas actitudes eran el resultado de un sistema sensitivo sobrecargado, pero en otros eran el resultado de una enfermedad inflamatoria del colon que ellos no podían verbalizar, porque no tenían una línea de base de referencia para la buena salud. Sorprende ver cómo unos pocos cambios en la dieta hacen la diferencia. El doctor Andrew Wakefield hizo algunas investigaciones al respecto, en caso de que usted quiere leer sobre el tema más adelante.

Su imaginación debe estar corriendo desbordadamente ahora, con una visión clara del interior del colon con excoriaciones. ¿Qué significa eso exactamente? Bien, la enfermedad inflamatoria del intestino (IBD, por su sigla en inglés) es un término general que abarca varias condiciones crónicas asociadas con inflamación, que pueden exacerbarse o evolucionar hacia la remisión sin razón o causa aparente. Los dos tipos más comunes son la enfermedad de Crohn y la colitis ulcerativa.

En la enfermedad de Crohn, la parte final del intestino delgado por lo general se afecta, pero puede presentarse en cualquier parte del tracto digestivo desde la boca hasta el ano. También puede presentarse en el exterior del intestino y afectar el mesenterio o los ganglios linfáticos de la zona. En la colitis ulcerativa, el punto de origen se encuentra en la membrana interior del colon. Estas enfermedades parecen un poco más frecuentes en las mujeres entre los 15 y los 35 años de edad. Ciertamente ha habido un incremento en la incidencia de esta enfermedad desde la Segunda Guerra Mundial, por lo que la occidentalización en el estilo de vida desempeña un papel importante en su inicio. Esto se ha soportado por estudios realizados en Asia, que demuestran que la población asiática ha tenido una explosión en los casos de esta enfermedad desde que se occidentalizó. Aunque la causa de la IBD aún se define como idiopática (de causa desconocida), parece haber una predisposición genética seguida de una exagerada respuesta inmunológica a algún tipo de factor desencadenante ambiental. Este podría ser una infección como la producida por el *Mycobacterium paratuberculosis* de la leche de vaca no pasteurizada. La mayoría de la leche en Estados Unidos y en Reino Unido ahora se pasteuriza, por lo que debe ser otra la fuente, si este es solo uno de los "bichos" de los que nos debemos preocupar ahora. Otras infecciones, como las causadas por retrovirus, virus de Epstein-Barr y citomegalovirus, sin olvidarnos de que las pseudomonas, la clamidia y la *Yersinia enterocolitica*, también pueden ser responsables.

Hay una pequeña diferencia entre estas dos condiciones que usted debe conocer: la colitis ulcerativa se manifiesta con dolor abdominal, diarrea y hematoquesia (salida de sangre fresca por el ano). Puede estar afectado el recto y el colon sigmoide, o extenderse hacia arriba hasta abarcar todo el colon (pancolitis). Algunas pobres almas deben someterse a la extirpación del colon para obtener alguna calidad de vida. En la enfermedad de Crohn, la inflamación es característicamente transmural (migra a través de todo el espesor de la pared del colon) y tiene el aspecto de úlceras aftosas (como las que salen en la boca) sobre un lecho de adoquines. El dolor abdominal que limita seriamente la ingesta de nutrientes es una característica clave. La diarrea es abundante como consecuencia del daño severo de la mucosa, junto a la malabsorción de las grasas y vitaminas liposolubles, y la pérdida de líquidos, electrolitos y minerales. La pérdida de peso puede ser catastrófica. Aunque contamos con métodos realmente buenos de detección, aún es difícil diferenciar entre estas dos entidades. Cuando se analizaron las dietas de los pacientes con enfermedad de Crohn y colitis ulcerativa antes de enfermarse, se encontró que los pacientes con enfermedad de Crohn tenían una dieta alta en carbohidratos refinados en comparación con los controles, mientras que quienes sufrían de colitis ulcerativa no tenían este antecedente. Esto puede indicar que la alergia o intolerancia a algunos alimentos puede ser un factor clave en la colitis ulcerativa. En estos casos, el gluten podría ser el alimento responsable (hemos analizado la enfermedad celíaca y la sensibilidad al gluten en el capítulo anterior, por tanto, siéntase en libertad de releer esa información).

Complicaciones de la enfermedad inflamatoria del intestino

La malnutrición y una poco saludable pérdida de peso ocurren aproximadamente en el 65% de las personas con enfermedad inflamatoria del colon. La disminución en la ingesta de alimentos es la causa más común, ya que uno de los síntomas de la inflamación es la pérdida del apetito. Minerales esenciales y electrolitos se pierden con la diarrea constante debilitando al paciente y disminuyendo su capacidad para absorber las grasas. Esto es así para cualquier persona que ha tenido una resección del intestino delgado, porque una menor superficie de área significa menos absorción y menos actividad de las enzimas digestivas y de las sales biliares. El resultado final es una potencial deficiencia de vitaminas liposolubles (vitaminas A, E, D y K) con los problemas de salud asociados. Incluso con un aumento en la ingesta de proteínas, el proceso de renovación celular aumenta la demanda de este nutriente. Esto no ocurre cuando hay lesión de las células, por lo que la malnutrición proteica puede ser obvia.

La deficiencia de hierro y la anemia son también frecuentes debidas a una posible disminución del ácido gástrico o a la pérdida crónica de sangre. La acción de drogas comunes como los corticoides pueden aumentar el problema al estimular la defragmentación de las proteínas, deprimir la síntesis proteica, disminuir la absorción de calcio y fósforo e incrementar la excreción urinaria de vitamina C, calcio y potasio. Vale notar también las deficiencias de zinc, vitamina B12 y folato. No sorprende que a veces estos pacientes parezcan víctimas de un campo de concentración. Esta no es una buena situación, pero afortunadamente con nuestra ayuda podrá cambiar su condición.

¿Cuánto es tener mucha inflamación?

Los leucocitos mononucleares y polimorfonucleares (células blancas especializadas de la sangre) se dirigen hacia las áreas excoriadas en los intestinos o en cualquier otra parte lesionada, para organizar un ataque contra las bacterias invasoras. La inflamación es la forma normal de respuesta del organismo, por lo que en este caso solo está cumpliendo su trabajo. El problema es que esas células (a las que llamamos mediadores proinflamatorios) reclutan otras células para que les ayuden. La activación de una proteína compleja llamada NF kappa B (NFkB), que normalmente regula la respuesta inmunológica, se vuelve hiperreactiva. Además de un ejército de células involucradas en la lucha inflamatoria, también participan el interferón-Y, interleucinas, icosanoides, tromboxanos y leucotrienos clase 4. La NFkB ayuda a estimular su liberación así como las de moléculas que protegen al huésped de la inflamación. No es importante que usted memorice todos estos nombres raros (pero podría hacerlo para llenar un crucigrama o para aburrir a sus amigos). La ingesta de algunos elementos con la dieta puede estimular la activación de la NFkB, en particular el butirato, los polifenoles y los ácidos grasos esenciales.

Tal vez deba decir algo más respecto a los ácidos grasos esenciales, porque estamos concentrados solamente en el omega-3 como el "chico bueno" que domina la inflamación. Sin embargo, en el caso de personas con psoriasis, demasiado omega-3 ha demostrado ser depresor del sistema inmunológico. Los doctores Patricia y Ed Kane han desarrollado algunos asombrosos trabajos sobre el adecuado balance de las grasas esenciales en el cuerpo y creen que la relación de 4:1 del omega-6 (ácido linoleico) al omega-3 (ácido alfa linoleico) es óptima. Esta es nuestra aproximación práctica en la clínica y parece que funciona bien.

Usted debe desconfiar de todas las exageraciones sobre el omega-6, porque los medios quisieran hacernos creer que obtenemos suficiente omega-6 de los alimentos. El problema es que incluyen las grasas animales y las grasas "trans" en ese cálculo. No vemos muchos pacientes en nuestra clínica que utilicen aceites omega-6 de buena calidad, porque la mayor parte de estos los encuentran en su sartén. Sus beneficios se pierden al calentarlo y el aceite se daña. Tengo otra pequeña perla para contarles acerca de la fosfatidilserina, pero lo haré más tarde.

Permítanme volver atrás al butirato, esta es otra sorprendente grasa. De hecho, es un ácido graso de cadena corta. Algunos estudios han demostrado que es importante reduciendo la citoquinesis[3], disminuyendo de este modo la inflamación, mientras que otros han demostrado que incrementa la expresión genética[4]. El butirato estimula la recuperación de la mucosa del colon. Normalmente podría ser producido por las bacterias comensales o benéficas del colon, pero este efecto es de corta duración en la enfermedad inflamatoria y posteriormente se exacerba la enfermedad. Sin embargo, esto ofrece un claro beneficio para su uso en estos casos.

La malabsorción y malnutrición de este tipo tienen catastróficos efectos. En los niños se puede manifestar con retraso en el crecimiento, pérdida de peso y de la masa muscular. Estos pacientes pueden padecer una pobre calidad de vida con estados de depresión y ansiedad. ¿Recuerdan la relación directa intestino/cerebro? La salud de los huesos también puede sufrir por deficiencias de calcio y vitamina D. La prevalencia de la osteopenia es de alrededor del 50%, con un 15% de pacientes que desarrollarán osteoporosis. La anemia es frecuente y puede ser producto de deficiencias de hierro, vitamina B12 y ácido fólico. Altos niveles de homocisteína son frecuentes en estos casos, debidos también a la malabsorción de B12 y folato. Puede hacerse una dosificación anual para controlar los niveles de B12 por el método del ácido metilmalónico (MMA, por su sigla en inglés).

Fosfatidilcolina para protección de la mucosa

Les prometimos antes a ustedes una perla, y aquí está: ¿recuerdan cuando hablamos sobre el papel de la membrana mucosa en la enfermedad inflamatoria del intestino? Vamos a profundizar en esto un poco más ahora. La membrana mucosa del colon desempeña un papel importante como la primera barrera de protección contra las bacterias de la materia fecal. Sabemos que no podemos evitar las bacterias, por lo que la mejor solución es proteger las delicadas células intestinales. Según Stremmel, el moco se deriva de los fosfolípidos, de los cuales la fosfatidilcolina constituye el 90%. Los lípidos necesitan unirse a las proteínas para poder transportarse en el lumen del colon. Stremmel demostró que en los casos de colitis ulcerativa, el contenido de fosfatidilcolina se reduce hasta en el 70%. El suplemento de este fosfolípido, en tres casos clínicos, demostró una mejoría en la inflamación e incluso la resolución de la enfermedad inflamatoria del intestino. Estudios posteriores han demostrado que la fosfatidilcolina es una protección eficaz contra los estragos producidos por los antiinflamatorios no esteroideos (AINES), como el diclofenaco, ibuprofeno, naproxeno, celecoxib, ácido mefenámico, indometacina y la aspirina en dosis superiores a los 600 mg diarios. Sabemos que estas drogas lesionan las membranas del intestino y reducen su integridad[7]. Este es un interesante desarrollo en la búsqueda de una terapia natural, que pueda influir en la reducción de los síntomas de la colitis ulcerativa. Se ha visto que la fosfatidilcolina se secreta en el íleon pasando desde allí al colon, por lo que las menores concentraciones se encuentran en el recto. Esto podría explicar por qué la presentación clínica de la colitis ulcerativa se registra primariamente en el recto con proliferación posterior a otras partes del colon. Gibson y Muir, quienes estudiaron también el uso de la fosfatidilcolina en la colitis ulcerativa, encontraron igualmente bajos niveles no solo de la fosfatidilcolina sino de la lisofosfatidilcolina (otra clase de fosfolípido) en la mucosa rectal de pacientes con colitis ulcerativa, comparados con los controles y con pacientes con enfermedad de Crohn. Los investigadores suponen que una disminución en su producción, un aumento en su catabolismo, o ambas causas, pueden estar presentes en la colitis. Los fosfolípidos son absorbidos por el moco, por lo que su presencia puede aumentarse significativamente por la aplicación tópica. Hay una escuela de pensamiento que sostiene que los suplementos orales deben estar recubiertos por una capa entérica para que alcancen el colon. La alternativa es considerarlos enemas de fosfolípidos. Nosotros llamamos a esto ¡terapia de fondo!

Probióticos para mejorar la función de barrera

Los probióticos se han estudiado por más de dos décadas. Hay una fuerte evidencia que soporta su papel en la reducción de la inflamación intestinal, en quienes tienen una predisposición genética para la enfermedad inflamatoria del intestino. Así como hemos visto promisorios resultados utilizando cepas mezcladas de bacterias probióticas, ha sido difícil obtenerlos con cepas específicas. El resultado en la colitis ulcerativa ha sido promisorio en la prevención de las recaídas y el tratamiento de los ataques de intensidad media a moderada. La presentación VSL#3 (bifidobacterias y lactobacilos) parece el probiótico de elección; y si usted tiene colitis ulcerativa, podrá obtenerlos con prescripción de su médico.

Un hombre joven de 32 años de edad proveniente de Nigeria se presentó con una colitis ulcerativa de tres años de duración. Había necesitado una transfusión sanguínea y fue tratado con mesalazina y prednisolona. Posteriormente, se cambió a sulfasalazina cuando sus articulaciones comenzaron a inflamarse, especialmente sus tobillos y dedos. Esto mantuvo su colitis bajo control, pero lamentablemente para él uno de los efectos colaterales de la droga puede ser el daño renal. Dos años después de su diagnóstico, una intoxicación alimentaria descompensó su colitis y fue hospitalizado de nuevo. Fue dado de alta con azatioprina y prednisolona, y entonces vino a vernos. Los exámenes de laboratorio mostraron colesterol alto, hierro bajo y niveles elevados de urea y creatinina. Su tasa de filtración glomerular era de 53, por debajo de los niveles normales de 60, lo que fue otro indicador de que sus riñones estaban en problemas. También realizamos pruebas de permeabilidad intestinal; mientras que esta no se encuentra en el diagnóstico de malabsorción, ofrece valiosa información que podría reflejar alteración en la absorción debida a atrofia o fibrosis.

Este joven fue tratado inicialmente con vitamina D a una dosis de 10 gm diarios (basados en el color de su piel y sitio de residencia –piel oscura y vivía en Reino Unido– por lo que se esperaría que los niveles fueran bajos.) Al cabo de una semana, el sangrado se había detenido y los hábitos intestinales habían mejorado. En el siguiente examen de control, se encontró que los niveles de vitamina D se habían recuperado. La dieta era alta en grasas y baja en carbohidratos con alimentos ricos en lípidos y proteínas (del tipo que discutiremos más adelante). La explicación de esta dieta viene del trabajo de Stremmel (discutido antes). Un producto probiótico llamado CulturelleR fue agregado también a su régimen. El joven se volvió asintomático muy rápidamente. Será importante realizar colonoscopias anuales para asegurar que la remisión continúe, como parte del manejo de la enfermedad. Como todavía no tenemos una presentación con cubierta entérica para la fosfatidilcolina en Reino Unido, se le recomendó iniciar con un producto regular.

Enfermedad diverticular

La enfermedad diverticular es otra condición inflamatoria del colon en la que las paredes se debilitan en algunos puntos y una parte de las capas de la pared forman prominencias o sacos llamados divertículos (piense de nuevo en las llantas de su bicicleta o auto; recuerde esos bultos que se forman a los lados y que pueden explotar si no los repara a tiempo). Hay diferentes etapas en la enfermedad diverticular. La condición en la que están presentes los divertículos sin producir síntomas se denomina diverticulosis. Una vez que se produce inflamación, la "osis" se convierte en "itis", es decir, tenemos la diverticulitis. Esto es el resultado del atrapamiento de desechos tóxicos en los divertículos, los cuales se inflaman mientras su comunicación con la luz del intestino se bloquea. En razón de que sus síntomas son similares, esta enfermedad se puede confundir con el síndrome de colon irritable. No es que esta enfermedad sea un síndrome completo por sí misma, es solo el término dado a una colección de síntomas como molestia abdominal, constipación crónica, fiebre, náusea, vómito y diarrea, cuando no hay una causa evidente. El síndrome de colon irritable es una enfermedad de la "sociedad civilizada" y no existe en países en los que la dieta no incluye alimentos refinados.

La mayoría de los casos de enfermedad diverticular se pueden controlar con dieta y medicación, pero a veces una inflamación severa de los divertículos puede perforarlos y permitir la salida de bacterias a la parte exterior del colon, lo que produce la formación de pus y abscesos que pueden ocasionar peritonitis y poner en riesgo la vida. La deficiencia de fibra en la dieta parece el principal factor desencadenante de los divertículos. En el pasado, los médicos habían recomendado que los pacientes con esta condición debían evitar las nueces y semillas. Sin embargo, según un estudio adelantado por L. L. Strate y su equipo de investigadores, esto solo es necesario durante la fase aguda, en la que se recomienda el descanso intestinal, con una dieta a base de sopas, aceites esenciales y no más de 10 gramos de fibra al día, la que irá aumentándose a medida que la condición del paciente lo permita, a razón de 5 gramos por semana hasta alcanzar de 25 a 30 gramos al día.

La revisión de la bibliografía disponible no ha podido demostrar una relación negativa entre el consumo de nueces y el riesgo de diverticulitis; por el contrario, el equipo de Strate afirma que el consumo de nueces y semillas tiene un efecto protector, presumiblemente por su contenido de aceites esenciales. Esto es una gran noticia, porque los soportes dietéticos utilizados en el caso que relatamos arriba pueden utilizarse también en casos de enfermedad diverticular. Las nueces y semillas pueden macerarse y mezclarse en una bebida nutritiva que puede reemplazar una comida o servir de vehículo para otros suplementos. ¡Qué hallazgo!

Conclusión

Hasta ahora algunos de ustedes habrán tenido un tranquilo recorrido a través del sistema digestivo saboreando y digiriendo cada palabra, mientras que otros habrán profundizado en los capítulos que les hayan sido particularmente relevantes. La membrana mucosa es la misma de un extremo al otro, por lo que habrá diferentes cosas que podrán hacer para ayudar en más de un área del sistema digestivo. Ustedes se sorprenderán al ver que al solucionar los síntomas de un área, se mejoran también los de otra. También hay cosas específicas para una sola área.

Nuestro plan fue efectuar una breve revisión tan sencilla como fuera posible, de modo que se pueda utilizar esta información de manera segura y efectiva. También queremos hacer de este un libro práctico, por lo que hemos puesto al final unos apéndices (las secciones "qué hacer") donde ofrecemos cambios y recetas para la dieta, así como los suplementos adecuados cuando se consideren necesarios. La carta de flujo de la figura 9.1 puede ser útil para ayudarle a la memoria.

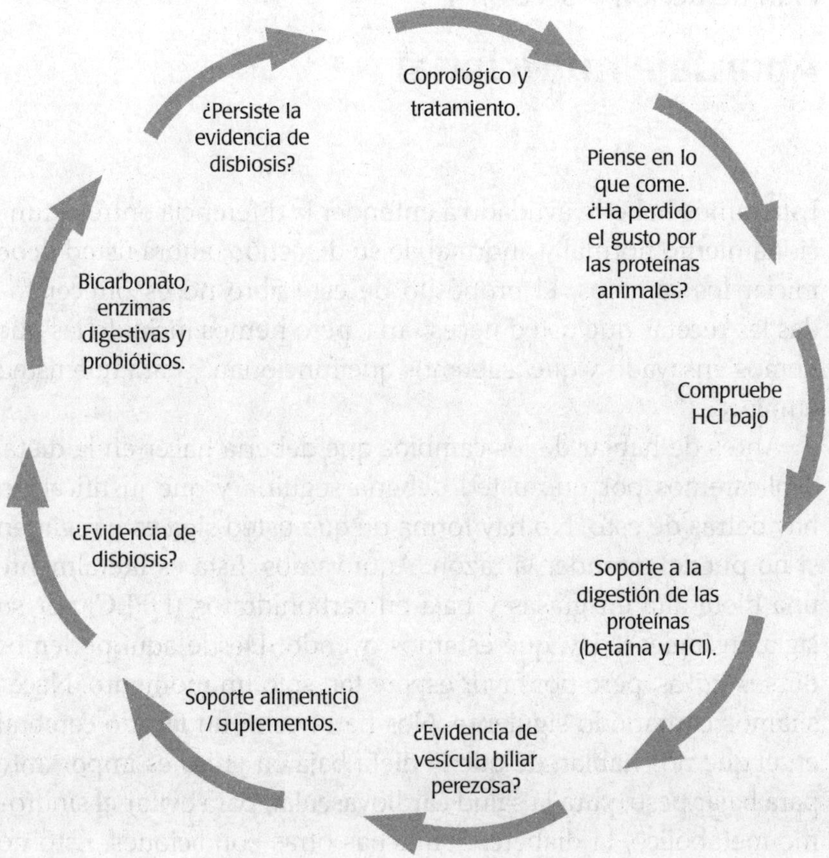

Fig.9.1 Algoritmo digestivo

Abordaje nutricional

Esperamos haberle ayudado a entender la diferencia entre el funcionamiento normal y anormal de su digestión; ahora usted debe iniciar los cambios. El propósito de este libro no es ofrecer todas las recetas que usted necesitaría, pero hemos incluido las que hemos ensayado y que "sabemos que funcionan", para que usted empiece.

Antes de hablar de los cambios que debería hacer en la dieta, explicaremos por qué usted debería seguirla y qué justificación hay detrás de esto. No hay forma de que usted siga este régimen si no puede entender la razón. Aquí vamos. Esta es literalmente una dieta alta en grasas y baja en carbohidratos (HFLC, por su sigla en inglés). ¡Uy, qué estamos oyendo! Desde aquí podemos oír sus gritos, pero por favor espere tan solo un momento. Necesitamos contarle lo siguiente. Nos han hecho un lavado cerebral en el que nos hablan de que la dieta baja en grasa es importante para bajar peso, para la salud cardiovascular, para evitar el síndrome metabólico, la diabetes y muchas otras condiciones. Esto no nos interesa ahora, lo importante del concepto de la dieta HFLC es el porqué. No podríamos contarles cuántos pacientes hemos atendido en nuestra clínica con diferentes grados de deficiencia de grasas debido a que hay profesionales que todavía sostienen este concepto como si fuera su biblia.

No es solo el sistema digestivo el que necesita las grasas. Todas las células del cuerpo tienen una membrana semipermeable formada con fosfolípidos (recuerden los fosfolípidos en la sección de la enfermedad inflamatoria del colon de este libro). Esos fosfolípidos son importantes para estimular la secreción del moco que protege las células intestinales contra el daño que pueden causar las secreciones digestivas, drogas y otras sustancias exógenas. Bien, en otras células la membrana semipermeable permite el paso de nutrientes dentro de la célula y la salida de las sustancias de desecho. Sin un adecuado aporte y un correcto balance entre grasas y aceites, las membranas se desestabilizan y se destruyen. Sufrimos pérdidas de nutrientes y nuestras células comienzan a morir, lesionando a su turno cada vez más células y creando una reacción en cadena como si fueran fichas de dominó cayéndose. El resultado final es la pérdida de la salud y el envejecimiento prematuros. La salud de todos modos declinará a medida que sus genes vayan agotándose.

A medida que el tiempo va pasando, los factores genéticos entran en escena y el medio ambiente trae los elementos desencadenantes. Obviamente, estamos tratando la digestión en este libro, pero pensamos que usted encontrará resultados positivos en otras áreas cuando siga esta dieta, especialmente en relación con los problemas de la piel. Como se anotó, lo importante es el balance y el medio por el cual los nutrientes se entregan. Con este fin, el eje de nuestro programa es algo llamado la "bebida energizante".

Antes de darle las recetas para la bebida energizante, demos un vistazo a los alimentos que deberá incluir en su régimen diario y a aquellos que usted puede olvidar por ahora. Siempre hemos encontrado que los aspectos más complicados en una dieta son el desayuno, el reemplazo del pan y los pasabocas, por lo que los hemos combinado en un programa de inicio para usted. Por lo general, las recetas para las comidas en la llamada dieta paleo (o paleolítica) o en la dieta específica de carbohidratos (SCD, por su sigla en inglés) le proveerán una gran variedad de combinaciones. Su dieta deberá ser siempre alta en grasas y baja en carbohidratos, por lo que podrá ser una dieta SCD, paleo o Atkins modificada, pero nuestra sugerencia es una dieta cetogénica (NeuroLipid Keto). Encontrará más información en nuestra sección de cambios en la dieta.

Nota: *los productos mencionados de marca registrada pueden comprarse por Internet, si están disponibles localmente.*

Alimentos para incluir

- Orgánicos, carne roja y de aves

- Aceite de pescado (pero nunca de los criados en cultivos): solamente de peces que ocupan un lugar bajo en la cadena alimentaria, como anchoas, sardinas o arenques; también el salmón silvestre (cuanto más arriba en la cadena alimentaria, mayor cantidad de mercurio acumulado en su carne; usted no quisiera comer carne humana, por ejemplo).

- Huevos orgánicos.

- Nueces y semillas o sus derivados, brotes secos de semillas: desecadas y pulverizadas aseguran una fácil digestión y absorción, con el máximo de nutrientes disponibles.

- Lentejas bien cocinadas.

- Mantequilla orgánica, leche de cabra, yogur, kéfir (la receta más adelante).

- Mantequilla de coco orgánica para freír o adicionar a las bebidas energizantes (Nutiva, Viridian, Coconoil).

- Quesos orgánicos suaves: de leche de oveja o de cabra, feta, kéfir de cabra.

- Vegetales bajos en carbohidratos como cebollines, acelgas, coliflor, repollo, arvejas, chile verde, apio, cebollas, brócoli, espárragos, col china.

- Ensaladas diariamente (ensaye agregando dos ramitos de romero, dos dientes de ajo partidos a la mitad y el jugo de medio limón a su aceite favorito: déjelo en infusión por una semana y espárzalo sobre sus ensaladas y vegetales).

- Hierbas y condimentos frescos.

- Paleo o pan SDC (ver recetas).

- Moras amargas frescas.

- Galletas naturales (llamadas Raw crackers); hay muchas recetas y sitios de internet disponibles que las venden si usted no puede encontrarlas localmente. Use las galletas con dips como mantequilla de nueces y semillas (almendras, girasol, avellanas), humus, guacamole.

Alimentos que debe excluir

- Todos los granos, pan, pasta, harina, cereales, y, aunque técnicamente no es un grano, también el grano de trigo (no se preocupe, ¡tenemos algunas deliciosas alternativas!).

- Vegetales con fécula como el maíz, zanahorias y todos los tipos de papa.

- Frutas con alto contenido de carbohidratos y fructosa: bananas, uvas y frutos secos como dátiles y pasas.

- Azúcares: dextrosa, fructosa, sacarosa, almíbar de maíz, miel, azúcar de mesa.

- Bebidas dietéticas con aspartame, sorbitol, manitol, malitol.

- Grasas trans: margarina vegetal, aceites procesados.

- Maní o sus derivados.

- Glutamato monosódico: comida china, saborizantes artificiales.

- Mayonesa comercial o aderezos para ensaladas.

Cómo excluir alimentos

Aquí le daremos algunas reglas básicas. No estamos recomendando una eliminación de alérgenos; al menos, solo una parte de ellos. Hay una cierta cantidad de interacciones y círculos viciosos que pueden desarrollarse en el intestino, respecto a los cuales tenemos una regla desarrollada desde nuestra experiencia:

Usted no puede romper un círculo vicioso en solamente un punto; siempre se reactivará. Debe romperlo en varios puntos simultáneamente.

Usted debe eliminar el café que está irritando su intestino, el azúcar que se está fermentando allí, y la medicación que está produciendo la permeabilidad intestinal. E incluso reparar la permeabilidad con buena alimentación y nutrientes. Es una aproximación integral: esto produce resultados.

¿Por qué eliminar todos los granos? Bueno, porque es complicado tratar de distinguir entre varios tipos de reacciones: la proteína del trigo (de la intolerancia al trigo), otros granos (de nuevo intolerancia), gluten (enfermedad celíaca), almidón (porque es un carbohidrato), para no mencionar innecesariamente químicos como el aspartame y el glutamato monosódico, ambos relacionados con reacciones desagradables y algunas veces con procesos tóxicos severos.

Recuerde que la dieta libre de trigo no es una dieta libre de gluten. Hay una pequeña cantidad de gluten en muchos otros granos incluidos la cebada, el centeno y la avena (aunque es algo que todavía se discute). Para tener una dieta libre de gluten, usted necesita suspender todos estos granos además del trigo. El trigo negro o sarraceno es, sin embargo, una planta de diferente familia y no contiene gluten.

Por otro lado, una dieta libre de gluten no significa una dieta libre de trigo. El gluten es la principal proteína del trigo, aproximadamente el 80%. Esta proteína es diferente de otras proteínas, porque está atada al almidón, el carbohidrato que forma la mayor parte de la semilla del trigo. Obtener trigo libre de gluten es fácil: usted solamente debe lavar el almidón y el gluten se irá con este (aunque hacer pan libre de gluten requiere algunas nuevas técnicas al respecto de las cuales usted puede buscar bibliografía). Esto dejará una mayor cantidad de otras proteínas por libra de harina, lo cual puede causar reacciones de intolerancia al trigo o a las aglutininas del germen De trigo (ver capítulo 8) que pueden ser peores.

¿Hay que seguir esta dieta por un mes solamente o de por vida? Bueno, usted sabe lo que se dice acerca de las dietas para bajar peso: recupera todo cuando suspende la dieta. Esto es bastante cierto aquí también. Lo que usted realmente necesita es un nuevo estilo de vida, nuevos hábitos; un cambio de fondo, no un cambio a la ligera. ¿Esto significa que usted no podrá volverse a tomar una copa de vino? ¡Por supuesto que no! Cuando su intestino se haya recuperado, usted podrá relajarse y disfrutar. Pero créame, usted podría sentirse mejor de lo que pudo sentirse con su dieta anterior después de haber dado estos pasos.

LA TERAPÉUTICA NUTRICIONAL PROGRAMA DE INTERVENCIÓN

Este programa está enfocado alrededor de las "5R":

- Remover

- Reemplazar

- Reintroducir

- Reparar

- Rebalancear

Remover. Eliminar los alimentos que pueden exacerbar el problema, como los que contienen mono, di o polisacáridos, y los edulcorantes. Estos generalmente son carbohidratos de cadenas cortas que se absorben poco. Ellos incluyen:

- Lactosa.

- Fructosa.

- Fructo y galactooligosacáridos.

- Sorbitol, manitol, xilitol, malitol.

Elimine todos los anteriores durante dos semanas y luego ensaye agregando individualmente cada uno de ellos a su dieta.

Reemplazar. Utilice soporte digestivo (betaína, enzimas digestivas, sales biliares, bicarbonato) noventa minutos después de las comidas.

Reintroducir. Agregar probióticos, kéfir (agua y leche) y algunos alimentos fermentados como el yogur y el kumis.

Reparar. Tomar suplementos con vitamina A, zinc, inmunoglobulina-G y vitamina D.

Rebalancear. Incluye el soporte digestivo inmunológico con alimentos como la alcachofa, cebolla, ajo, puerro, tomate, espinaca, linaza y legumbres.

Recetas
Bebidas energizantes y nutritivas

Coctel de neurolípidos (o bebida energizante)
(Con especial agradecimiento a la doctora Patricia Kane)

Esta bebida debe elaborarse en dos etapas, para lo que usted necesitará una buena licuadora. La "Vitamix" o la "Termomix" se recomiendan, pero no son baratas. Compre la mejor licuadora que usted pueda costear y si compra una normal de cocina, asegúrese de licuar su crema de semillas en pequeñas porciones para que el motor de su licuadora no se recaliente. Anotado esto, continuemos.

La belleza de esta bebida es que contiene una gran cantidad de nutrientes que constituyen un superalimento para la membrana de sus células. Si usted solo decide cambiar una cosa hoy, este es un importante cambio para hacer.

Etapa uno. Crema de semillas en remojo

Honestamente, usted puede utilizar cualquier combinación de nueces y semillas que pueda imaginar cuando prepare esta crema. Sin embargo, hemos encontrado que esta es una de las mejor balanceadas.

Una taza de semillas de linaza.

¼ de taza de semillas de girasol.

¼ de taza de semillas de ajonjolí.

¼ de taza de semillas de calabaza.

¼ de taza de semillas de chía.

Una cucharada de solución concentrada de electrolitos.

Ponga todas las semillas en un recipiente, cúbralas con agua y agregue la cucharada (5 cm^3) de la solución concentrada de electrolitos. Deje en remojo durante la noche.

Licúe hasta obtener una pasta suave y congele en cubos de hielo (el tamaño estándar de los cubos de hielo varía en los diferentes países; 20 ml en Estados Unidos y de 10 a 12 ml en Reino Unido); nosotros utilizamos recipientes con una medida de 50 ml. Almacene en el congelador hasta que se vaya a utilizar; descongele antes de utilizarlo.

Etapa dos

½ taza de leche (coco, almendras, cabra, oveja o kéfir).

2 cucharadas (10 ml) de "BodyBio Balance Oil (o 1 cucharada de aceite de cáñamo y 1 cucharada de aceite de girasol; debe ser orgánico, prensado en frío y de bajo contenido de ácido oleico).

2 huevos de gallinas de campo.

2 cucharadas de polvo de proteínas de huevo
(de libre disponibilidad en Internet, pero es mejor si puede conseguirlo de gallinas de campo).

1 cubo congelado de 50 ml (o 4 de 12 ml) de la crema de semillas de la etapa uno.

2 cucharadas de la solución concentrada de electrolitos.

Una(1) o dos (2) cucharadas de fosfatidilcolina.

Mezcle los ingredientes de las etapas 1 y 2 cuando esté listo para beberlos.Tome esta bebida como reemplazo de una comida durante el día o al desayuno. Puede también utilizarla para agregarle cualquier suplemento que desee, especialmente para los niños, y lícuelo durante tres minutos antes de beberlo.

Variaciones: para darle diferentes sabores usted puede agregarle polvo de cocoa, stevia, vainilla o un puñado de moras o cerezas congeladas. No agregue el saborizante antes de licuar; agréguelo al final de este proceso y solo durante unos segundos más; de otra forma el sabor se perderá.

Batido verde
(Con especial agradecimiento a las hermanas Hemsley)

Este es nuestro batido para aquellas ocasiones en que hemos estado privados de alimentos naturales verdes (¡es excelente para el cuidado después de los vuelos largos!) o cuando necesita balancear una nutritiva comida mañanera. Esta bebida es alcalinizante, hidratante, limpiadora, rica en antioxidantes y fácil de digerir, por no mencionar su mínimo tiempo de preparación. Y lo bello es que, con unas simples modificaciones, se puede transformar de un batido verde en una sopa natural como el gazpacho. Si usted solo está transitando por la idea de beber sus vegetales, entonces podría utilizar dos manzanas para mejorar el sabor, especialmente si está utilizando "kale", llamada también col verde o crespa en su batido, porque es un poco más amarga que las hojas de espinaca.

Se rquiere una licuadora fuerte para preparar esta receta de batido; si no dispone de esta, deberá pelar el cohombro y el jengibre, utilizar espinaca en lugar de kale y picar todo muy bien antes de ponerlo en la licuadora.

Rendimiento: 2-3 porciones (aproximadamente 750 ml)

½ pepino cohombro (200 g).

1-2 manzanas medianas (150-300 g).

2 tallos de apio (80 g).

70 g de hojas de espinaca o de kale (retirar los tallos).

Medio aguacate maduro grande (60 g).

20 g de jengibre.

5 g de "dulse" desecada
(alga de sabor dulce llamada *Palmaria palmata*).

3 g de perejil (un puñado pequeño).

3 cucharadas de jugo de limón.

Una cucharada de polvo súper verde
(clórela, spirulina o similar).

325 ml de agua filtrada.

Para hacer una sopa natural agregar:

2 cebollines medianos.

Un diente de ajo mediano.

Pimienta al gusto.

Sal al gusto.

Ponga el "dulse" en remojo dentro de la licuadora.

Lave los productos frescos, píquelos y agréguelos a la licuadora.

Agregue el resto de los ingredientes y el agua a la licuadora y licúe hasta que la mezcla esté suave. Agregue más agua hasta alcanzar la consistencia deseada.

Si usted quiere hacer la sopa, incluya los últimos ingredientes en el agua fría y caliéntelos lentamente en la estufa.

Variaciones: utilizar dos manzanas para mejorar el sabor, especialmente si está utilizando "kale" que es más amarga.

Bebida energizante vegetal

Rendimiento: 1 porción

2 tallos de apio.

⅓ de pepino cohombro mediano.

2 hojas de kale.

Una cabeza de bok choy (col china).

Un kiwi.

Una porción de crema de semillas
(receta más adelante)

O también puede utilizar:

½ aguacate.

Una cucharada (10 ml) de cáñamo
(prensado en frío, extra virgen).

Una cucharada (5 ml) de aceite de girasol
(orgánico, prensado en frío).

Una cucharada (5 ml) de aceite de coco.

Corte los vegetales en trozos para licuarlos. Para estómagos muy sensibles, sería mejor obtener por separado el "jugo verde" del apio, el pepino cohombro, el kale y el bock choy, y luego agregarlos a la mezcla para terminar el licuado con el kiwi y la crema de semillas u otra crema sustituta que usted prefiera, aunque en el proceso de obtención del jugo se reduce su contenido en fibra. Para sistemas digestivos más robustos, está bien simplemente licuar todos los ingredientes juntos y disfrutar. Si necesita agregar más líquido, puede utilizar el agua de coco que es ligeramente dulce y contiene valiosos electrolitos.

Variaciones: usted puede escoger su propia combinación de vegetales. Ensaye diferentes variaciones de la receta hasta que encuentre la de su gusto.

Caldo de hueso cocinado lentamente

Este es otro importante alimento que nuestras abuelas solían hacer. Si usted tiene cierta edad, recordará la entrañable sopa de pollo hecha en casa que le daban cuando estaba enfermo. ¿No era maravilloso ver cómo se sentía mejor después de tomarla? Nosotros recomendamos que disponga siempre del caldo de hueso y lo agregue a su régimen dietético diario. Tiene algunos maravillosos beneficios para la salud que queremos darle a conocer. En primer lugar, contiene gelatina, que protege y mejora las membranas mucosas del tracto digestivo. También favorece el crecimiento y mejora la calidad del cabello y las uñas. Se dice que tomar esta sopa durante las infecciones respiratorias reduce el número de células blancas de la sangre; recuerde, ellas producen inflamación. El caldo de hueso también contiene glucosamina, que puede estimular el crecimiento de nuevo colágeno, recuperar las articulaciones dañadas y reducir el dolor y la inflamación. Todos hemos oído hablar de la glucosamina, aquí conseguimos una versión natural y muy barata. La presencia en este caldo de minerales como el calcio, fósforo y magnesio, ayuda al crecimiento y reparación de los huesos; también contiene los aminoácidos prolina y glicina que tienen efecto antiinflamatorio; además, la glicina calma la mente, lo que te mantiene sano.

Caldo de pollo cocinado lentamente

Rendimiento: aproximadamente 2-3 porciones

3 tallos de apio.

Una cebolla roja pequeña.

Una zanahoria pequeña.

Un diente de ajo.

Un kilo de muslos de pollo orgánico con su piel.

Opcional. Puede agregar la fibra restante del proceso de obtención del "jugo verde".

3 cucharadas (30 ml) de solución concentrada de electrolitos.

½ cucharada de vinagre de manzana
(esto ayuda a remover los minerales del hueso).

Pimienta negra al gusto.

Lave y pique los vegetales y póngalos en una olla a fuego lento con el pollo, la fibra, la solución de electrolitos y el vinagre de manzana. Cúbralo todo con agua filtrada y cocínelo durante doce horas.

Retire la piel del pollo y deséchela. La carne se desprenderá de los huesos y podrá utilizarla en una ensalada fría para el almuerzo.

En este punto usted podrá tomar el caldo como está o retirar los vegetales y licuarlos. Agréguelos nuevamente al caldo y mezcle bien. Puede agregar pimienta al gusto.

Variaciones: usted también puede utilizar huesos de res alimentada con pasto para darle un sabor carnoso al caldo. Si usted pone el hueso en el asador durante media hora antes de preparar la receta, obtendrá un mejor sabor del caldo.

Kéfir

Los alimentos fermentados son invaluables para la salud digestiva y el kéfir es uno de los más antiguos. Se ha utilizado en Europa oriental desde 1880 y sus beneficios para la salud provienen de la presencia de diferentes bacterias como el *Lactobacillus* y el *Saccharomyces cerevisiae*, entre otros. Puede prepararse con yogur o queso (de vaca, oveja, cabra, soya, nueces o leche de coco).

El kéfir puede adquirirse fácilmente en internet. Hay diferentes tipos de kéfir para diferentes usos; usted puede hacer agua de kéfir o una deliciosa champaña con kéfir seco y agua de coco.

Entonces, ¿cómo debe utilizar y cuidar a su nuevo amigo? Después de comprarlo debe ponerlo en reposo durante unos días, para lo cual es bueno buscar un lugar tibio en su cocina. Póngalo en una vasija esterilizada y cúbralo con leche hervida fría. Coloque toallas de papel limpias sobre la vasija para mantenerlo limpio y permitir que respire. Después de 24 horas, drene la leche a través de una coladera plástica (el kéfir odia el metal, por tanto, utilice elementos de plástico o madera). Lave el kéfir con agua filtrada y déjelo drenar. Mientras tanto, esterilice y enfríe nuevamente la vasija. Coloque los granos de kéfir nuevamente en la vasija y déjelo en reposo, (yo dejo el mío durante toda la noche.) Agregue más leche hervida a la mañana siguiente.

Muchas personas no se toman la molestia de cumplir el proceso de lavado y el reposo, pero yo he encontrado que mi kéfir es más saludable precisamente por esto.

Factor estimulador de los macrófagos

Es una proteína que las personas saludables, los animales e incluso los microorganismos producen internamente. Los científicos han estado estudiándola durante más de 25 años, pero solo recientemente averiguaron la forma de producirla artificialmente y obtuvieron un producto de buena calidad. Esta proteína hace exactamente lo que su nombre indica, estimula unas células blancas conocidas como macrófagos para "atacar" y fagocitar células dañinas como las cancerosas.

La palabra macrófago literalmente significa "gran comedor"; son células grandes que fagocitan (comen) virus, células cancerosas, restos de tejidos, etc.

Existe una presentación inyectable, pero usted debe acudir a su médico para obtenerla; sin embargo, también hay una presentación probiótica que puede tomar, usar como enjuague bucal, frotar sobre la piel o incluso aplicar como enema. Como el kéfir, esta presentación contiene diferentes organismos que, en este caso, se asemejan a las bacterias que los recién nacidos deberían tener. El factor estimulador de los macrófagos es bastante costoso, por lo cual le recomendamos ensayar otras opciones de este libro, y tenerlo como última opción si no encuentra resultados.

Desayuno

Gachas paleo de Anne

¿Por qué hemos escogido esta combinación de nueces y semillas para esta recta? El coco tiene un gran aporte de grasas saturadas, además de triglicéridos de cadena mediana, que tienen muchos beneficios para la salud. Las semillas de calabaza han mostrado un impresionante efecto sobre el equilibrio bacteriano del intestino. Las semillas de girasol son ricas en proteínas, grasas, carbohidratos, vitaminas y minerales. Además de sus propiedades como mucílago, las semillas de chía han demostrado tener efectos hipolipemiantes (bajan el colesterol). Las semillas de linaza, además de ser ricas en omega-3 y tener también efectos como mucílago, podrían ser un superalimento con efecto de reducción de los lípidos. Las propiedades mucilaginosas de estas dos semillas facilitan el peristaltismo al absorber agua y darles una consistencia gomosa, lo que ayuda a dar consistencia a las heces mientras absorben toxinas en el intestino para excretarlas. Los aceites esenciales contenidos en las semillas relajan el sistema digestivo y ayudan a las heces a deslizarse fácilmente. Clínicamente, encontramos esta receta invaluable cuando nuestros pacientes tienen inflamación intestinal. Las semillas de ajonjolí (sésamo) han demostrado sus propiedades antimicóticas y antibacterianas, especialmente contra las infecciones por estreptococo. Las nueces son ricas en omega-3 y se conocen por sus beneficios sobre la salud cerebral, incluso su forma es parecida. ¿Qué decir acerca de estos dos condimentos, la canela y el jengibre? Bueno, algunos estudios longitudinales han demostrado que la canela tiene buenos efectos como regulador de la glucosa en sangre, siendo este uno de los efectos principales que nosotros buscamos con nuestra propuesta nutricional. Se necesitaría otro libro para contarles todos los efectos benéficos del jengibre, pero baste decir que es un verdadero tónico digestivo utilizado para aliviar las náuseas, flatulencia, distensión, constipación y mucho más. Tendría que enviarlos a revisar la historia completa. En la medicina tradicional china, el jengibre se utiliza para mejorar el "fuego digestivo" que, en nuestros términos, equivale a la secreción de ácido gástrico. Como anotamos, este es el primer paso crucial para recuperar el balance intestinal.

Rendimiento: 1 porción

Una cucharada de nueces.

Una cucharada de semillas de ajonjolí.

Una cucharada de coco desecado.

Una cucharada de semillas de girasol.

Una cucharada de semillas de calabaza.

Una cucharada de semillas de linaza.

Una cucharada de semillas de chía.

Una cucharada de canela molida.

Una cucharada de jengibre molido.

Una taza de leche de su elección (la leche de almendras o de coco funcionan muy bien).

Muela todas las semillas juntas. Agregue la canela y el jengibre mezclando juntos todos los ingredientes seco y luego agregue la leche licuando en alto durante dos minutos. Puede poner en la estufa a fuego medio hasta que se caliente toda la mezcla. No debe hervirse.

Si la digestión es realmente pobre, podría preferir preparar la mezcla desde el día anterior y dejarla en el refrigerador durante la noche. Esto ayuda a reducir el fitato contenido en las semillas, lo cual mejora la absorción de minerales. Esta mezcla puede consumirse cruda, si lo prefiere.

Variación: esta receta es agradable con un poco de yogur de oveja y un puñado de cerezas.

Pan de linaza de Anne

Rendimiento: 1 hogaza de una libra.

Una taza de semillas de linaza molidas.

½ cucharada de bicarbonato de soda.

½ cucharada de cristales de vitamina C (ácido ascórbico)
o el jugo de medio limón.

Una cucharada de solución concentrada de electrolitos.

2 huevos grandes orgánicos batidos.

¼ de taza de agua.

¼ de taza de aceite de coco (o aceite de oliva).

Semillas mezcladas para esparcir por encima

(comino, girasol, amapola).

Precaliente el horno a 180 °C.

Mezcle todos los ingredientes secos (semillas, bicarbonato y vitamina C) en un recipiente grande. Mezcle los ingredientes líquidos (electrolitos, huevos, jugo de limón, agua y aceite) en un recipiente pequeño. Agregue los ingredientes líquidos a los secos mezclando bien. Deje en reposo durante 2 o 3 minutos para permitir que espese (si todavía está muy húmeda).

Vierta la masa en un molde de una libra cubierto con papel encerado y esparza encima las semillas. Hornee durante veinte minutos o hasta que un cuchillo insertado en la masa salga limpio. Retire del horno y enfríe sobre una rejilla metálica.

Puede tajarse y hacer tostadas.

Barras energéticas

(con agradecimiento a la doctora Patricia Kane)

Barra energética de caramelo y almendras

Rendimiento: 12 barras

5 onzas de mantequilla de coco

⅓ de taza de glicerina vegetal (yo utilizo ¼ de taza porque la glicerina puede ser un poco dulce).

1 cucharada de extracto de caramelo.

½ taza de tahini o mantequilla de semillas de girasol.

2 cucharadas (10 ml) de solución concentrada de electrolitos.

Una taza de polvo de proteína de huevo.

½ taza de semillas de linaza enteras.

Una taza de semillas de ajonjolí.

1½ tazas de almendras molidas.

1 ½ tazas de almendras picadas.

Disuelva la mantequilla de coco a fuego lento. Retire del fuego y agregue los ingredientes líquidos batiendo hasta que queden bien mezclados. Agregue los ingredientes secos y continúe batiendo hasta que la mezcla sea homogénea.

Coloque la mezcla en un molde para hornear con papel encerado y engráselo con aceite de oliva; presione la mezcla dentro del molde, divídala en 12 barras y póngala en el refrigerador.

Barra energética de chocolate de avellanas

Rendimiento: 12 barras

5 onzas de mantequilla de cacao.

⅓ de taza de glicerina vegetal.

2 cucharadas de extracto de avellanas (opcional).

½ taza de tahini o semillas de girasol.

Una cucharada de solución concentrada de electrolitos.

Una taza de avellanas.

Una taza de polvo de proteína de huevo.

Una taza de cacao crudo.

½ taza de semillas de linaza enteras.

Una taza de semillas de ajonjolí.

Disuelva la mantequilla de cacao a fuego lento. Retire del fuego y agregue los ingredientes líquidos. Muela las avellanas y agréguelas a los otros ingredientes secos. Vierta los ingredientes líquidos y mezcle.

Coloque la mezcla en un molde para hornear con papel encerado y engráselo con aceite de oliva o de coco; presione la mezcla dentro del molde, divídala en doce barras y póngala en el refrigerador.

Almuerzos y cenas

Tabule de quinua (ensalada libanesa)

Esta receta no es precisamente alta en grasas y baja en carbohidratos, pero es rica en perejil, el cual a su vez tiene un alto contenido en pirroloquinolina quinona (PQQ), el único nutriente esencial que fue descubierto en el último medio siglo. Estimula la producción de nuevas mitocondrias, las pequeñas baterías productoras de energía en el interior de cada célula. Además es delicioso.

Una taza de quinua cruda.

1 ½ tazas de hojas de perejil liso
(una mezcla de perejil liso y crespo da más textura).

¾ de taza de menta fresca.

2 tomates frescos.

¼ de taza de cebollín finamente picado.

¼ de taza de jugo de limón recién exprimido.

2 hojas de kale.

1 cabeza de bok choy.

Condimentos

Una cucharada de pimienta negra finamente molida.

Una cucharada de pimienta de Jamaica molida.

Una cucharada de canela molida.

Una cucharada de nuez moscada rallada.

Una cucharada de cilantro picado.

Una cucharada de ajo molido.

Una cucharada de jengibre molido.

Lave la quinua con un colador fino hasta que el agua salga clara y escurra bien.

Esparza la quinua en una sartén y caliente a fuego medio hasta que se seque (puede saltarse este paso si está utilizando los condimentos). Continúe calentando la quinua durante 15 minutos o hasta que perciba su olor tostado y fragante. Retire del fuego cuando esté de color marrón-dorado y los granos comiencen a reventar.

Coloque la quinua en una olla con dos tazas de agua y los condimentos; caliente hasta que hierva, luego baje a fuego lento y cubra la olla. Cocine durante 10-15 minutos, mezcle bien y deje enfriar a temperatura ambiente.

Agregue todos los vegetales y las hierbas y mezcle bien. Corte los tomates en cubos pequeños y retire cualquier exceso de semillas o líquido. Mezcle el aceite de oliva y el jugo de limón en un recipiente separado y agréguelo a la ensalada.

Sirva con trucha escalfada o salmón silvestre.

Recetas para aliviar la vesícula biliar

(Con nuestro agradecimiento a Deborah Graefer:
www.gallbladerattack.com).

Receta de remolacha

*Esta receta ayuda en el tratamiento contra el dolor
de la vesícula biliar.*

Una remolacha grande, lavada y rallada
(no retire la piel a menos de que no sea orgánica).

Jugo de ¼ de limón.

1-2 cucharadas de aceite de linaza (el aceite de linaza es, de lejos, la mejor elección aquí, ya que es un ácido graso esencial omega-3; pero deberá usar aceite de oliva
si usted es insulinoresistente).

Tome 1 cucharada de esta mezcla cada hora durante el día. En el segundo y tercer días haga mezclas frescas utilizando ¼ de remolacha grande. Tome 1 cucharada de la mezcla 3 o 4 veces a día o con mayor frecuencia.

Prepare esta mezcla frecuentemente para agregar a sus ensaladas o para comer sola dos a tres veces por semana. Esto le ayudará a mantener su bilis fluida y circulando.

Notas: si usted no puede conseguir remolachas orgánicas, asegúrese de pelarlas.

Coma sus alimentos regulares durante este periodo, procurando comer vegetales frescos y grasas buenas, y evitar azúcares refinados y alimentos procesados.

Receta de sopa verde para el alivio del dolor de la vesícula biliar

(Agradecemos las dos siguientes recetas a
Debbie Graefer de gallbladderattack.com).

Por favor, tenga en cuenta que esta es realmente una sopa para todos los días que puede ayudarle para combatir las molestias y el dolor relacionados con la vesícula biliar. ¡No es para un ataque agudo de cólico biliar! Es decir, es un alimento que puede ayudar en el manejo de los problemas relacionados con el flujo biliar y las molestias menores causadas por el mal funcionamiento de la vesícula biliar. Si usted está sufriendo de un ataque agudo, use gotas de ácido fosfórico o un té de semillas de linaza (ver adelante); los líquidos son mejores durante un ataque. También podría ensayar la receta de remolacha (ver arriba); muchos encuentran alivio con ella, pero para otros es mejor solamente tomar líquidos.

Esta receta es maravillosa para aliviar toda clase de molestias gástricas, como el dolor de estómago, gases e indigestión. Yo no agrego ningún tipo de grasa ni sal a la receta. Puede utilizarse en cualquier momento, pero es particularmente útil en un esquema de tres días sin ningún otro alimento excepto agua. Es nutritiva y fácil de digerir.

Usted puede modificar las cantidades para dar más sabor; más frijoles dan un sabor más dulce.

Un manojo de perejil picado.

3 calabacines (zucchini) medianos cortados en rodajas delgadas.

½ libra de frijol verde.

5 tallos de apio cortados en pedazos pequeños.

Cocine al vapor juntos durante 8 a 10 minutos o póngalos a hervir en media taza de agua. Usted conservará más nutrientes y sabor si utiliza el vapor. Luego páselos por la licuadora hasta hacer un puré.
(Adoptado de la receta del doctor Henry Beiler).

Té de semillas de linaza

Útil durante un episodio agudo de cólico biliar.

Una cucharada de semillas de linaza orgánicas.

2 ½ tazas de agua.

Hierva las semillas en el agua durante 5 minutos y deje en infusión 10 minutos más. Colar y beber lentamente.

Cuidado general en casa de la vesícula biliar

El problema de la vesícula biliar puede convertirse en uno mayor, especialmente para algunas de nosotras que caemos en el grupo de ser mujeres, en los cuarenta, gordas y fértiles. Nosotros gastamos un montón de tiempo en nuestra clínica ayudando a nuestros pacientes a cuidar su vesícula biliar, por lo que creemos que es una buena idea compartir algunas cosas que usted puede hacer en casa.

Hierbas y alimentos amargos

He aquí nuestra pequeña joya: las hierbas amargas. Ellas son alimentos realmente amargos, y lo bueno de estos es que estimulan el nervio vago en la lengua, lo que estimula la liberación de los jugos digestivos. Promueven la producción y secreción de bilis, ayudando a su circulación a través del hígado y la vesícula biliar. Los alimentos amargos incluyen hojas de remolacha, de diente de león, de chicoria, endibia, hojas de menta, alcachofa, rábano, limón, lima, rúgula, kale, berros y repollo. Procure incluir estos frutos y vegetales en su dieta diaria para mantener limpia su vesícula biliar.

También hay algunos alimentos que se sabe son irritantes para la vesícula biliar, por lo que debe procurar retirarlos de su dieta cuando sea posible. Los peores son el gluten, azúcar, cerdo, huevos, cebollas y derivados de la leche. La mejor leche es la denominada A2, por su bajo nivel de caseína. También puede agregar el chocolate a esta lista. Usted podría volver a comer cerdo y huevos en pocas cantidades una vez que se sienta mejor, pero los otros alimentos es mejor eliminarlos. También sería recomendable suspender el consumo de grasas y aceites. Esto constituye una medida de corto tiempo para aliviar el dolor de la vesícula, pero a largo tiempo puede ser más perjudicial porque la vesícula debe poder contraerse y desocuparse. De lo contrario, usted estaría en riesgo de que se formen cálculos (asumiendo que usted no esté leyendo esto porque ya tenga los cálculos); usted necesita grasas buenas para ayudar contra la inflamación y contracción de la vesícula, como el aceite de oliva extra virgen, el aceite de macadamia, de coco o de aguacate, y evitar los alimentos de la lista que enunciamos más arriba.

Suplementos y programa de alivio contra los cálculos biliares

Hay pocos suplementos –apenas un puñado– que le haría bien tomárselos para aliviar cualquier problema en cualquier parte del sistema digestivo. Quisiéramos mirarle a los ojos y decirle:"Usted no puede hacerse daño por tomar esto en la forma en que aquí le recomendamos". No es cierto que todos los nutrientes sean completamente seguros; después de todo, usted podría suicidarse tomando mucha agua. Al tomarlos, usted puede experimentar efectos colaterales menores pero desagradables, como náuseas o malestar abdominal, especialmente si inicia con dosis altas. Siempre comience con dosis bajas y auméntelas gradualmente, para darle tiempo a su sistema digestivo a que se adapte.

Hay también una lista de suplementos específicos para cada parte de la digestión, pero comenzaremos con los cuatro principales.

A. Los cuatro suplementos universales

1. Vitamina D

Dosis terapéutica: 10 000 unidades internacionales (UI) al día, por no más de tres meses.

Dosis de mantenimiento: 5 000 UI al día.

Forma: debe ser vitamina D3 (colecalciferol), no D2 (ergocalciferol).

Mejor tomarlo con alimentos que contengan proteínas, aceites o grasas para una mejor absorción. Mézclelo con el alimento o, aun mejor, con un líquido como los sugeridos en la sección anterior. Esto lo distribuirá a la mayor parte posible del intestino.

La vitamina D es realmente una hormona esteroidea como el cortisol, los estrógenos o la testosterona. Se considera una vitamina (una molécula que es vital obtener de los alimentos) solamente porque generalmente no la obtenemos de la manera que indicábamos, del sol calentando nuestra piel. Ahora, vivir en una zona con gran intensidad solar como en la playa puede no ser una ventaja, porque la mayoría de nosotros solo vemos el sol cuando caminamos de nuestra casa al automóvil o del medio de transporte a la oficina. Por esto, la mayoría de las personas, en cualquier parte, presentan déficit de vitamina D. En muchas investigaciones alrededor del mundo, el único grupo que consistentemente presentaba niveles adecuados de vitamina D era el de los salvavidas, personas con piel europea que pasaban todo el día al aire libre en lugares soleados. Las personas en el lado opuesto de este espectro –piel afrocaribeña viviendo todo el día en interiores– presentaban los niveles más bajos de la "vitamina del sol". Por esto, el joven africano mencionado en el caso del capítulo 9 mejoró tan rápida y dramáticamente.

Podemos comenzar asumiendo que usted tiene unos niveles bajos de vitamina D. En todo caso, es difícil llegar a una sobredosis: posible, pero realmente difícil. Según sé, esto solo ha sucedido cuando los fabricantes se han equivocado en el número de "ceros" de la dosis que registran en los empaques de sus productos.

Sabemos que la vitamina D protege contra diferentes tipos de cáncer; así, el de colon fue el primero en el que se comprobó. Ahora estamos comenzando a comprender cómo se produce este efecto que tiene que ver con las uniones entre las células que ya discutimos en el capítulo sobre la permeabilidad intestinal. Si usted tiene un déficit de vitamina D, esas uniones son menos efectivas y la comunicación entre las células que garantiza su buen funcionamiento se reduce.

Estas uniones también son importantes en el tracto digestivo para mantener el contenido intestinal en su interior, y, cuando usted tiene una deficiencia de vitamina D, esas uniones no se reparan después de una lesión. Una sola dosis de aspirina puede producir altos niveles de lesión y causar que se perpetúen los ciclos de inflamación. Por tanto, usted requiere buenas cantidades de vitamina D para reparar las membranas intestinales.

La vitamina D también ayuda a protegerlo contra los virus y otras infecciones. ¿Teniendo en mente lo que un episodio de gripa podría hacerle a su mucosa intestinal, no sería inteligente mantener altos los niveles de este nutriente?

La vitamina D tiene un efecto sinérgico con la vitamina C. Algunas investigaciones sugieren que hay algunos efectos que se consiguen con la administración simultánea de ambas vitaminas, pero que no se presentan cuando se administra una sola. El estudio se basó en el daño por radicales libres (estrés oxidativo), el cual es parte de todos los tipos de inflamación. Las dos vitaminas juntas mejoran los marcadores de lesión.

2. Vitamina C

Dosis terapéutica: se define por la tolerancia intestinal (ver inserto).

Dosis de mantenimiento: 2-4 g (media a una cucharada) en agua al día.

Forma: el polvo disuelto en agua es mejor que las cápsulas, y estas a su vez son mejores que las tabletas. Si produce irritación (después de todo es un ácido débil), mézclelo 50/50 con bicarbonato.

Mejor tomarlo suficientemente diluido, en dosis pequeñas repartidas a lo largo del día.

Otro nutriente del que generalmente tenemos deficiencia, pero por diferentes razones, es la vitamina C. Los seres humanos, a diferencia de la mayoría de las criaturas, no podemos producir la vitamina C en nuestros organismos, por lo que debemos obtenerla de los alimentos. Pero frecuentemente no lo podemos hacer o no nos tomamos la molestia por lo que quedamos expuestos a diferentes toxinas que hacen que, probablemente, necesitemos hoy día más de esta vitamina que nuestros ancestros.

La vitamina C –también conocida como ácido ascórbico– es importante para el intestino de diferentes maneras:

- Es el principal antioxidante, protegiéndolo contra el daño de los radicales libres de toda clase de toxinas.

- Su sistema inmunológico la utiliza para luchar contra las infecciones. Es el antialérgico natural del cuerpo, pue previene que la inflamación se salga de control.

- Es necesaria para la producción del colágeno, el tejido conectivo que sostiene juntas todas nuestras estructuras. Las deficiencias de colágeno causan hematomas, sangrados y trastornos en la cicatrización de las heridas como sucede en el escorbuto (una severa deficiencia de vitamina C).

A medida que usted va siendo más saludable, el periodo de vida útil del ascorbato en su organismo aumentará y se necesitará menos cantidad para lograr el efecto requerido. Entonces usted podrá reducir su ingesta; ciertamente, necesitará menos cantidad para producir movimientos líquidos del intestino.

Disolver la vitamina C en bastante líquido puede ser más fácil que hacerlo en pequeñas cantidades cada vez. Esta solución es estable por un día, no por más tiempo, y es mejor mantenerla refrigerada si es posible.

Calculando la tolerancia intestinal a la vitamina C

Esta es la forma de conseguir la máxima ingesta de ácido ascórbico sin efectos colaterales como la diarrea, que solo sucede cuando su organismo ya no puede absorber más cantidad de vitamina C.

Primero, disuelva 2 g (½ cucharada) de polvo de vitamina C (ácido ascórbico o ascorbato amortiguado) en 2 onzas de agua o jugo. Beba el líquido. Repita esto cada 30 minutos hasta que se presenten evacuaciones líquidas (como cuando se practica un enema). Si las evacuaciones líquidas no se presentan durante el día, inicie de nuevo a la mañana siguiente, esta vez disolviendo 4 g en las mismas 2 onzas y tomándolas cada 15 minutos. Cuando se presente la evacuación líquida, suspenda la toma de ascorbato durante ese día.

> Luego calcule la cantidad de ascorbato tomada durante ese día. Por ejemplo, si tomó 2 g x 12 dosis = 24 g o 4 g x 22 dosis = 88 g Cualquiera que sea la dosis total, su necesidad diaria aproximada (tolerancia intestinal) está alrededor de las tres cuartas partes de esta cantidad. Consuma esto en líquido, tabletas o cápsulas en cuatro o más dosis al día. El objetivo es lograr unos niveles estables de vitamina C en la sangre.

3. Zinc

Dosis terapéutica: 30-50 mg al día.

Dosis de mantenimiento: 10-15 mg.

Forma: rechace el óxido y el carbonato de zinc; la forma básica es el sulfato de zinc.

Cómo tomarlo: para algunas personas, parece que lo mejor es tomar la dosis al acostarse, ya que no debe competir con los fitatos de los granos y nueces; para otras, puede ser al tiempo con las comidas. Puede ensayar inicialmente con las comidas, porque a veces puede causar náuseas con el estómago vacío.

El zinc es un oligoelemento; en otras palabras, un micronutriente, y esto quiere decir que no hay mucha cantidad en el cuerpo. De hecho, no es más de una cucharadita, pero es necesario que esté presente en el interior de cada una de nuestras células. Aún no estamos seguros de cuántas enzimas en el cuerpo necesitan zinc. Seguramente son cientos. Probablemente, lo más importante para recordar acerca del zinc es que cada vez que un gen se activa, se expresan o sintetizan proteínas, el proceso necesita zinc. Por esto, la falta de zinc afecta el crecimiento y desarrollo, y dificulta la cicatrización de las heridas. Eso también lo hace muy importante para el intestino, que tiene la más rápida tasa de renovación tisular en el cuerpo. El sistema inmunológico debe producir células rápidamente: cuando usted necesita las células blancas de la sangre, las necesita ahora. Por tanto, la inmunidad depende del zinc.

La habilidad de percibir el sabor de los alimentos depende del zinc, porque una importante enzima presente en la saliva lo necesita. En la década de los años 1980, Derek Bryce-Smith investigó que si usted tiene deficiencia de zinc no puede percibir su sabor, y para solucionarlo dcbe tomar una bebida con zinc. Es fácil comprobarlo por usted mismo y puede seguir el progreso del tratamiento también.

Puede haber otras causas para la pérdida (agusia o hipogusia) del gusto, pero la deficiencia de zinc ciertamente la produce. El test es solo una prueba poco específica, pero es una guía.

Prueba del gusto con zinc

Equipo: sulfato de zinc en solución al 0,1% (hay varias marcas disponibles).

Haga el test lejos de comidas o bebidas, Obviamente, el fumar interfiere.

Mantenga una cucharada de la solución en la boca por 15 a 20 segundos y luego tráguela.

Lo que se busca es un sabor metálico en la boca; sin embargo, algunas personas reportan un sabor amargo o ácido, incluso a veces dulce. Califique la respuesta usando la siguiente escala:

0 = ningún sabor en absoluto.

1= ligero sabor, que se desarrolla progresivamente.

2 = ligero sabor, que se desarrolla en algunos segundos.

3 = sabor inmediato.

4 = sabor inmediato, fuerte y desagradable.

El 4 indica que no tiene deficiencia de zinc; el 0, que tiene una gran deficiencia.

4. Electrolitos

Dosis terapéutica: más de seis cucharadas al día.

Dosis de mantenimiento: de una a dos cucharadas al día.

Forma: las marcas como E-lyte que utilizamos contienen (por cucharada) aproximadamente 120 mg de potasio, 60 mg de sodio y 40 mg de magnesio. Hay otras marcas similares disponibles.

Mejor tomarlo: como líquido mezclado con agua. Evite cualquier producto que contenga azúcar o edulcorantes, y no lo mezcle con bebidas dulces.

Todas las células requieren los electrolitos para funcionar. Sodio, potasio, magnesio, cloro y fosfato son los principales. Cuando algo funciona mal en la digestión, usted puede desarrollar un desbalance por la pérdida de estos a través de vómito o diarrea, por supuesto, pero también porque no los obtiene en la dieta o porque no puede absorberlos.

También pueden perderse los electrolitos por el sudor, particularmente por el ejercicio. Por eso, las personas toman las bebidas para deportistas con el fin de reponer las pérdidas. Si usted alguna vez ha sufrido un "golpe de calor", sabrá lo engañosamente fácil que es perder electrolitos con el sudor. El único problema con estos productos comerciales, así como con las suspensiones contra la diarrea, es que están cargadas con azúcar.

Si usted tiene problemas digestivos, los suplementos de electrolitos pueden reponer las pérdidas que son necesarias para las células intestinales, tanto o más que para cualquier otra célula.

B. Suplementos de apoyo digestivo

Los siguientes cuatro suplementos son todos terapias de reemplazo; estos sustituyen los jugos o enzimas que, sospechamos, su cuerpo no está produciendo adecuadamente. Es difícil realizar un test específico que nos diga cuál es precisamente la deficiencia que tiene su organismo, por lo que generalmente tratamos de averiguar qué suplemento ayuda más por el sistema de ensayo y error, y cuál, presumiblemente, era, por tanto, la deficiencia.

Usted no necesita ensayarlos en el orden en que están dispuestos aquí; esta es solamente la secuencia en la que se producen en el cuerpo. Nosotros generalmente sugerimos iniciar con las enzimas pancreáticas, que son el suplemento más "multipropósito".

No es posible saber, desde el comienzo del tratamiento, por cuánto tiempo deberá tomar los suplementos digestivos. Para algunos podrá ser de por vida, pero otros comenzarán a normalizar la producción de ácido clorhídrico y de enzimas digestivas, y su salud general mejorará. Nuestro consejo es este:

- Si al completar tres meses de tratamiento usted no puede estar seguro de haber obtenido un beneficio real, suspéndalos porque no tiene objeto continuar tomándolos.

- Si para el final del tercer mes usted definitivamente siente que ha tenido un beneficio, trate de suspenderlos porque no es bueno hacerse dependiente.

- Si en cualquier momento usted siente efectos molestos o algún síntoma que no se haya sido contemplado aquí, suspéndalos inmediatamente.

Hidrocloruro de betaína

Dosis terapéutica: una a tres cápsulas con cada comida, dependiendo del tamaño de la porción.

Dosis de mantenimiento: la misma.

Forma: cápsulas, usualmente de 600 o 650 mg cada una. Si la cantidad de la cápsula es menor, puede tomar más de una hasta completar la dosis.

Mejor tomarlo: entre 15 y 20 minutos antes de las comidas.

Cuando estas cápsulas se disuelven en el estómago liberan ácido clorhídrico, que es el que producen los estómagos saludables.

Una precaución: en razón de que siempre es posible que su estómago esté produciendo mucho ácido clorhídrico, esto podría causar los mismos síntomas que la deficiencia de ácido. Posible sí, pero no probable. Aunque muchos médicos piensan que el exceso de ácido es la causa común de los síntomas, el reflujo, de hecho, es el que los causa aun en presencia de poca cantidad de ácido. Por tanto, compruebe primero que usted lo tolera sin presentar síntomas de agrieras o indigestión, en cuyo caso debe suspenderlo inmediatamente y comer algo.

Hecho esto, las píldoras deben tomarse al inicio de las comidas para que funcionen adecuadamente: en algún momento, entre quince minutos antes y el primer bocado. Este es otro proceso de ensayo y error para establecer cuál es el mejor momento para usted.

Para comenzar, tome una cápsula para una comida de buen tamaño; en la medida en que usted no presente agrieras o indigestión, tome dos cápsulas al día siguiente para una comida similar. Si todavía no siente efectos digestivos adversos, tome tres cápsulas al tercer día.

Si usted obtiene una mejoría de sus síntomas digestivos, el número de cápsulas que produjeron esta mejoría probablemente es suficiente y esa dosis podrá tomarse con cada comida; por ejemplo, si dos cápsulas eliminaron sus síntomas previos de flatulencia o indigestión, tome dos cápsulas al inicio de las comidas principales y una con las comidas ligeras. Si usted no presentó síntomas digestivos al inicio del tratamiento y aún no los ha sentido con las dosis sugeridas antes, tome de una a tres cápsulas al inicio de cada comida dependiendo del tamaño de esta. Si tres cápsulas causan alguna molestia abdominal pero una o dos no, tome una o dos cápsulas al inicio de cada comida.

Algunas personas detectan que necesitan una dosis adicional después de una comida abundante; está bien hacerlo ocasionalmente, si lo necesita.

Bicarbonato

Dosis terapéutica: de media a dos cucharaditas llenas.

Dosis de mantenimiento: de media a una cucharadita.

Forma: polvo de bicarbonato.

Mejor tomarlo: entre 20 y 90 minutos después de la comida.

Es uno de los más antiguos tratamientos para la indigestión "del día siguiente", y funciona, aunque en parte, para el tratamiento del reflujo (ver capítulo anterior) más que para algo pancreático. Debe tomarse después de terminar la comida, de modo que no se cancele la fase ácida de la digestión en el estómago ni el estímulo de su propio páncreas, cuando el contenido gástrico llega al duodeno. Este es un tratamiento simple, fácil y seguro que le aliviará las reacciones de intolerancia a los alimentos.

Si usted tiene síntomas de distensión abdominal después de las comidas, comience con media cucharadita rasa de bicarbonato de soda en un vaso de agua en cualquier momento, entre veinte y noventa minutos después de las comidas. Es mejor experimentar y hallar su propia dosis y tiempo. Esto neutralizará el ácido y activará sus enzimas pancreáticas.

Si el bicarbonato le alivia los síntomas, podría seguirlo tomando, aunque como se basa en sodio, si lo toma por largo tiempo podría tener efectos sobre su presión arterial. Cambie a un producto de bicarbonato mixto que puede adquirir en una tienda naturista.

Sales biliares

Dosis terapéutica: una a tres cápsulas.

Dosis de mantenimiento: la misma.

Forma: cápsulas.

Mejor tomarlo: al final de las comidas o hasta 20 minutos después. Los alimentos más complicados de digerir son las grasas. En este proceso se requiere la bilis y particularmente las sales biliares, cuyo propósito es emulsificar las grasas, fraccionándolas en pequeñas gotas llamadas micelios, para que la lipasa pueda actuar más efectivamente. Si por cualquier razón usted no produce suficiente bilis, puede ayudarse tomando cápsulas de sales biliares.

Enzimas pancreáticas

Dosis terapéutica: una a tres cápsulas.

Dosis de mantenimiento: la misma.

Forma: cápsulas (mucho mejor que tabletas).

Mejor tomarlo: desde 15 minutos antes de la comida hasta 20 minutos después.

Las enzimas humanas y animales están diseñadas para trabajar en un medio alcalino por el bicarbonato como en los intestinos, y no en el ácido del estómago. Cuando estamos tomando enzimas de origen animal, estas deben tomarse inmediatamente después de comer o se inactivarán. Hoy día, la mayoría de las enzimas son de origen vegetal y no se destruyen por el ácido del estómago. Por esta razón, pueden tomarse al comienzo de las comidas y muchas personas encuentran más beneficioso tomarlas en ese momento.

Prepárese para establecer por ensayo y error cuál es el mejor momento para usted; este podría ser en cualquier momento entre 15 minutos antes o 30 minutos después de la comida. Usted no necesitará más que una cápsula para una comida pequeña tipo desayuno, dos para una comida principal y eventualmente tres para una comida tipo banquete. Muchas personas encuentran que tomar solo una cápsula, antes de una comida que contenga alimentos que ellos saben que les causarían problemas, es suficiente. Son fáciles de transportar en un bolso de mano o en un bolsillo para tenerlas disponibles para una emergencia. Los efectos colaterales y las reacciones son muy raros, pero si se presentan puede consultar a su médico.

C. La sanación del intestino

En esta sección llegamos a los límites de lo que puede hacer por usted mismo y cuándo necesitará ayuda de su médico. Por ejemplo, si usted tiene una distensión abdominal persistente o pesadez que no parece responder a nada de lo que hemos sugerido, sospeche que tiene un parasitismo intestinal. Usted no puede tratar por su cuenta, al menos por cuatro razones:

- La prueba de materia fecal para parásitos debe solicitarla un médico.

- Las drogas normalmente utilizadas, si usted decide seguir ese camino, debe ordenarlas el médico.

- Algunas drogas son potencialmente tóxicas y usted debe someterse a supervisión.

- Siempre es difícil mantener en perspectiva las cosas que nos afectan interiormente.

Cuando se trata de sanar el intestino, hay un viejo proverbio muy sabio. Dice algo así:"Cuando usted se encuentra en el fondo de un agujero, lo primero que debe hacer es dejar de cavar". En otras palabras, primero averigüe qué está lesionando su intestino y luego soluciónelo. Piense acerca de estos factores:

- *Alcohol y AINES:* tanto el alcohol como los antiinflamatorios no esteroideos lesionan la mucosa e incrementan la permeabilidad intestinal con tan solo una dosis. Aquí se encuentran la aspirina, indometacina, ibuprofeno (advil), celecoxib. Algunos son mejores que otros, pero ninguno es completamente seguro. Corte con ellos.

- *Infecciones:* no es la primera cosa en la que usted pensaría, a menos que hubiera tenido recientemente un episodio de diarrea, de vómito o ambos, pero ciertamente es posible. Usted necesitará un médico que practique los exámenes y prescriba el tratamiento.

- *Intolerancia alimentaria:* revise la sección anterior (Plan de acción) para eliminar las principales: trigo y derivados lácteos. Habiéndose liberado de estos perjudiciales agentes, usted puede poner juntos con relativa facilidad el régimen de tratamiento con los siguientes componentes.

Zinc – carnosina

Dosis terapéutica: aproximadamente 40 mg dos veces al día.

Dosis de mantenimiento: ninguna.

Forma: cápsulas.

Mejor tomarlo: desconocido.

Siempre hemos sabido que el zinc ayuda a la cicatrización de las heridas (ver los Cuatro suplementos universales al comienzo de esta sección) y que la carnosina es un conocido antioxidante y hepatoprotector. Ahora sabemos que el compuesto de estos dos elementos –ligados químicamente y no simplemente mezclados– tienen mucho más efecto que la suma de las partes. Por ejemplo, el compuesto zinc-carnosina puede bloquear completamente el incremento de la permeabilidad causada por los AINES (por supuesto, usted debe ser suficientemente inteligente o afortunado para tomarlo antes). Experimentalmente se ha visto que reduce las úlceras por estrés y la fibrosis que ocurre en el hígado graso o esteatohepatitis no alcohólica (NASH, por su sigla en inglés). Cualquiera que sea la causa de la inflamación o de la permeabilidad intestinal, es probable que ayude[4].

Glutamina

Dosis terapéutica: 10 mg, tres veces al día.

Dosis de mantenimiento: ninguna.

Forma: polvo para disolver.

Mejor tomarlo: lejos de las comidas.

La glutamina es el aminoácido más común en los alimentos. Usted podría pensar que debemos conseguir suficiente por este medio, pero solo tiene efectos benéficos específicos cuando se ingiere como suplemento purificado. Si usted se alimenta por vía intravenosa, su intestino delgado no tardará en comenzar a atrofiarse, se volverá permeable y entonces las bacterias intestinales, que no necesariamente son "amigables", pasarán al torrente sanguíneo. La glutamina administrada por vía oral, por sí misma, puede reparar todo esto, lo que la convierte en un poderoso agente[6]. Su único inconveniente es que se deben tomar grandes cantidades, pero al menos es insípida.

Slippery elm (olmo americano)

Dosis terapéutica: en forma de té. Para dos tazas de agua hirviendo agregar 4 g de polvo de corteza y esperar de 3 a 5 minutos. Tomar tres veces al día. En cápsulas: 400-500 mg tres veces al día. Como tintura: 5 ml tres veces al día (nota: la tintura contiene alcohol, el cual puede evaporarse dejando la tintura en un vaso en un sitio cálido durante 10 a 20 minutos).

Dosis de mantenimiento: ninguna.

Forma: diferentes; ver dosis terapéutica.

Mejor tomarlo: 2 horas lejos de otros suplementos o hierbas.

Slippery elm es una droga vegetal con diferentes usos. Contiene mucílago que se transforma en un gel espeso cuando se mezcla con agua. También contiene antioxidantes que ayudan a reducir la inflamación del intestino. Además, estimula las terminaciones nerviosas del tracto digestivo, lo cual incrementa la secreción de moco. Como usted recuerda, las semillas de linaza y de chía tienen el mismo efecto por naturaleza. Usted puede conseguir el *Slippery elm* en cápsulas, pastillas y polvo; esta última presentación es la más común.

Aloe vera

Dosis terapéutica: 100 a 200 mg al día.

Dosis de mantenimiento: 100 mg.

Forma: gel líquido.

Mejor tomarlo: en la noche.

Aloe es un viejo remedio para alteraciones digestivas y de la piel, que el hombre ha utilizado por más de 200 años. Se dice que limpia el tracto digestivo. Es un remedio tópico bien conocido en el tratamiento de las quemaduras, por lo que tiene sentido que también actúe sobre la sensación quemante en el intestino. Forma parte de la familia de los lirios de la que se utilizan diferentes partes de la planta (el gel del interior de las hojas o toda la hoja) por diferentes razones.

D. Desórdenes específicos

Mientras la mayoría de las veces las reglas generales funcionan y usted puede utilizar ciertos suplementos para mantener la salud en cualquier parte del tracto digestivo, a veces requerimos ser más específicos y concentrarnos directamente en un órgano. Hemos categorizado algunas de las más específicas opciones de suplementos a continuación:

Salud oral en general

Aftas

Tratamiento: regaliz desglicerizado.

Dosis terapéutica: 380 mg, una o dos veces al día.

Dosis de mantenimiento: no aplica.

Forma: tabletas masticables.

Mejor tomarlo: 20 minutos antes de las comidas.

El regaliz desglicerizado (*deglycerized licorice* o DGL, por su sigla en inglés) tiene propiedades antiinflamatorias, antivirales y antialérgicas. Estimula el crecimiento y regeneración celular de las mucosas. Los médicos lo han utilizado por muchos años para tratar alteraciones digestivas como el reflujo y las úlceras, y también contra enfermedades respiratorias.

Enfermedad periodontal

Tratamiento: coenzima Q10 (CoQ10).

Dosis terapéutica: 150-300 mg al día.

Dosis de mantenimiento: 150 mg.

Forma: cápsulas.

Mejor tomarlo: Con aceite o comidas grasas.

La coenzima Q10, notablemente conocida por su papel en la producción de energía celular en las mitocondrias, incrementa el aporte de oxígeno a los tejidos. En una revisión de siete trabajos japoneses, 332 pacientes con enfermedad periodontal fueron controlados y el 70 % de estos mostraron una mejoría significativa utilizando el suplemento de CoQ10. Como es liposoluble, ingresa fácilmente a los tejidos, pero a medida que envejecemos la cantidad que producimos disminuye significativamente, por lo que consideramos que este suplemento debería tomarse después de los 45 años. Debido a la relación directa que hay entre la enfermedad cardíaca y la pobre salud de las encías, debemos tener más cuidado con nuestra salud oral.

Complejo de vitamina B

Las vitaminas del grupo B se requieren para mejorar la síntesis de proteínas y ayudar en los procesos de recuperación y curación. También sirven para prevenir el daño de las mucosas ante la actividad bacteriana. Las personas de edad avanzada, los veganos (quienes pueden no comer suficiente vitamina B12), los pacientes que toman medicamentos como los bloqueadores H2 (ácidos reductores), fenitoína y metotrexato, necesitan agregar suplementos de vitamina B a su dieta. Hay muchas presentaciones comerciales disponibles con ligeras diferencias entre estas.

Dosis terapéutica: 1 comp. al día (alta concentración)

Dosis de mantenimiento: 1 comp. al día (baja concentración)

Forma: Preferiblemente formas activadas enzimáticamente de vitamina B.

Mejor tomarlo: Con el desayuno, y también con el almuerzo cuando se necesita tomarlo dos veces al día. Las dosis altas de vitamina B6 pueden inducir sueños vívidos, por lo que debe evitar tomarla en la tarde.

Vitamina E

Las personas con un pobre funcionamiento gastrointestinal y que tienen dificultades para absorber adecuadamente los nutrientes, con frecuencia tienen deficiencias de vitamina E. Los niveles bajos de esta vitamina antioxidante generan reducción en la producción de anticuerpos y, sobre todo, de la respuesta inmune, lo cual no es bueno si usted tiene bacterias viviendo alrededor de la línea de la encía. Si usted es uno de estos individuos, debe incluir en su dieta nueces, semillas y sus aceites.

Dosis terapéutica: 400 UI al día.

Forma: la mayoría de tocoferoles y tocotrienoles.

Mejor tomarlo: con aceites y grasas ya que es liposoluble. Se puede agregar al coctel de neurolípidos.

Vitamina K

La vitamina K está seriamente opacada por el calcio, pero es igualmente importante para la densidad ósea y la fuerza muscular; y, por supuesto, para la buena formación de los dientes y su implantación en la mandíbula. Si usted está tomando anticoagulantes, debe preguntarle a su médico si puede tomar la vitamina K. Si no, usted puede obtenerla de los vegetales de hojas verdes, el hígado y las legumbres.

Dosis terapéutica: 200 mcg al día.

Forma: K 2.

Mejor tomarlo: con aceites y grasas. Esta vitamina actúa sinérgicamente con la vitamina D3, por lo que se pueden tomar combinadas, especialmente si usted tiene infecciones o pérdidas de hueso.

Boro

Coma regularmente los vegetales de hoja verde y las legumbres por su contenido de boro. Este es un oligoelemento que se requiere en pequeñas cantidades, pero ayuda al balance del calcio. Usted podría ver signos de trastornos en la cicatrización de las heridas o alteraciones en la salud de sus encías por su deficiencia, pero un buen suplemento de soporte para los huesos podría ser la mejor forma de conseguirlo.

Dosis terapéutica: 750 mcg al día.

Forma: como quelato.

Mejor tomarlo: en compañía de los alimentos como parte de los complejos de minerales básicos o en los suplementos de soporte óseo.

Calcio

Usted ya habrá oído mucho sobre el calcio. Nos han aconsejado beber suficiente leche para obtener este maravilloso mineral, a fin de mantener nuestros dientes firmemente enraizados en sus alvéolos. Para ser honesto, no tiene mucho objeto tomar calcio solo, porque se requiere la sinergia con otros oligoelementos minerales y la ayuda de vitaminas, para asegurarse de que este vaya donde se le necesita. Si usted es una mujer joven o posmenopáusica, entonces su necesidad de calcio podría ser mayor. Además de los productos lácteos, que son la mayor fuente de biodisponibilidad de calcio, el tofu, las legumbres, nueces y semillas son también buenas fuentes.

Dosis terapéutica: 800 mg.

Forma: como quelato.

Mejor tomarlo: lejos de los compuestos con zinc y hierro, porque compiten con su absorción.

Cobre

Tal vez haya oído más sobre el cobre respecto a los brazaletes para la artritis. Algunas personas juran que esto funciona, pero otras apenas dicen que se les pusieron verdes las muñecas. Espero que esto no les suceda también en su interior. Dejando a un lado las bromas, el cobre debe estar en balance con el zinc en una proporción de 1:10, porque el cobre es antagonista del zinc. Muchos de nosotros tenemos altos requerimientos de zinc cuando nuestra digestión no está tan bien como quisiéramos, pero además también es necesario por su papel para dar resistencia a las fibras colágenas y a las estructuras óseas. Se dice que también ayuda a la proliferación de los neutrófilos.

Dosis terapéutica: 900 mcg al día.

Forma: debería ingerirse en compuestos con proporción de 1:10 con el zinc

Mejor tomarlo: con el zinc. No debería tomarse solo, a menos que sea monitoreado por su médico.

Hierro

El hierro (Fe) es un mineral extraño. Las mujeres lo necesitan en gran cantidad durante su vida fértil, debido a la menstruación, pero esa necesidad disminuye con la menopausia. El hierro es muy importante para el sistema inmunológico; la actividad fagocitaria de los neutrófilos está relacionada con unos buenos niveles de hierro. También estimula el crecimiento de los linfocitos y, cuando las bacterias llegan, necesitamos que todas las células blancas de nuestro organismo estén disponibles. Si usted utiliza regularmente antiácidos, debería tener presente que sus necesidades de hierro son mayores. Los niveles adecuados pueden obtenerse de las carnes rojas, los huevos, siempre y cuando su sistema digestivo esté digiriendo y absorbiendo adecuadamente.

Dosis terapéutica: 8 mcg al día.

Forma: como gluconato o fumarato ferroso. El sulfato ferroso puede ocasionar alteraciones digestivas.

Mejor tomarlo: con alimentos que contengan vitamina C, para ayudar a su absorción y como parte de los suplementos de vitaminas y minerales.

Magnesio

Los beneficios del magnesio son muy amplios. En un nivel muy básico, el magnesio realmente evita la constipación; pero para nuestros propósitos, ayuda al cuerpo a controlar los niveles de calcio y otros electrolitos (ya hemos visto lo importantes que son).

Usted debe tener cuidado con la presentación que toma, porque no todos los productos con magnesio son iguales. Si usted tiene un intestino perezoso, entonces el citrato de magnesio funcionará muy bien, pero puede ser irritante para algunas personas. En otros casos, el glicinato de magnesio será más suave y mejor absorbido.

Dosis terapéutica: 400 mg al día. Realice la prueba de tolerancia intestinal (si se produce diarrea, disminuya una tableta, es decir, 100 mg).

Forma: aminoácidos quelados, malato o ascorbato.

Mejor tomarlo: como cápsulas, polvo, aceites transdérmicos o espray. Lo mejor es usar la vía oral o transdérmica.

Reflujo gastroesofágico y síndrome de hernia hiatal / descompensación del nervio vago

Además de las medidas generales de soporte digestivo, se requieren medidas más específicas para estas condiciones, como zinc-carnosina, regaliz desglicerizado y fosfatidilcolina. Se deben realizar las pruebas de quelato para metales pesados con zinc y metionina (para níquel), y selenio y metionina (para mercurio), o glutatión. Usted debe consultar a su médico para realizar esto con seguridad.

Dosis terapéutica: una cápsula de zinc y una de metionina antes del desayuno durante dos semanas; luego una de cada uno antes del desayuno y almuerzo duarnte cuatro semanas; finalmente, una de cada uno antes del desayuno durante cuatro semanas más.

Dosis de mantenimiento: ninguna.

Forma: cápsulas.

Mejor tomarlo: con el estómago vacío.

Agregar zinc al protocolo de quelación es bueno para eliminar el níquel del organismo, mientras que la adición de selenio es buena para eliminar el mercurio.

Nutrientes y actividades reductoras del estrés

Los pacientes que sufren de reflujo gastroesofágico o de síndrome de hernia hiatal / descompensación del nervio vago deben estar seguros de tomar un soporte digestivo completo para mejorar su condición. El soporte primario lo proveen los cuatro suplementos universales –vitaminas D y C, zinc y electrolitos– descritos más arriba. El soporte secundario lo aportan los suplementos digestivos, hierbas y cambios en el estilo de vida.

Los ejercicios respiratorios y programas como el "HeartMath" pueden considerarse. Medidas de apoyo, como los soportes para la parte baja de la columna vertebral a nivel de la cintura, ayudan a mantener la curvatura natural (que estrecha la parte inferior del esófago y previene la hernia hiatal por deslizamiento), pueden ser valiosos y son muy importantes después de comer.

Tratamiento: complejo de vitamina B.

Dosis terapéutica: una cápsula al día con el desayuno.

Forma: cápsulas.

Mejor tomarlo: con alimentos.

Tratamiento: Rhodiola rosea.

Es un adaptógeno que ayuda al cuerpo a luchar contra el estrés.

Dosis terapéutica: una o dos cápsulas al día con el desayuno.

Forma: cápsulas.

Mejor tomarlo: con alimentos.

Cáncer

De ninguna manera podemos decirle cómo manejar el cáncer, cualquier cáncer, sin la ayuda de un buen médico. Ni siquiera vamos a intentarlo. Ciertamente no creemos simplemente en solo rechazar la cirugía, quimioterapia, radioterapia u otro tratamiento sin una buena razón. Lo que creemos es esto:

- Cada persona es diferente, individual, y así es su cáncer. No hay una solución que le sirva a todos.

- Nadie sabe más acerca de lo que usted necesita que usted mismo. Su voz debe ser oída cuando se deban tomar decisiones sobre el tratamiento.

- Es un juego de porcentajes. Usted consigue unos pocos puntos de ventaja sobre una cosa, otros sobre otra; los tratamientos de balas mágicas que hacen que todo desaparezca son tan raros como las balas mágicas. Entonces, ¿por qué no acumula usted todos los puntos que pueda utilizando todo lo que tenga disponible? Cirugía, quimioterapia, hormonas, nutrición, estilo de vida, poder mental, individualmente cada uno de estos puede ayudarle, pero funcionan mejor juntos. Esto se llama medicina integral.

Si usted ha leído los capítulos anteriores, habrá notado que hay muchas cosas que causan o contribuyen al cáncer; la mayoría de las veces tienen que ver con inflamación o irritación. Fumar es una causa obvia, así como ingerir mucho alcohol. El reflujo persistente es nocivo para el esófago; la colitis aumenta el riesgo de cáncer de colon. Estos son problemas prevenibles, por lo que usted podría pensar que una vez que usted tiene el cáncer, son irrelevantes, pero estaría equivocado. Pueden influir sobre el progreso del cáncer y, de cualquier forma, no es usual desarrollar un segundo cáncer. Por tanto, preste atención a las cosas del sentido común.

Aparte de dejar de fumar, lo más importante que usted puede hacer contra el cáncer es la dieta. Usted encontrará las dietas que necesita en el Plan de acción, sección 1. Hay dos grandes razones por las cuales la dieta es importante:

- Al cáncer le gusta el azúcar; depende de ella y prospera con ella. Usted, por otro lado, puede pasarlo sin ella.

- El cáncer puede agotar sus reservas hasta la muerte; usted consume muchos nutrientes luchando contra él, por lo que debe mejorar su dieta para enfrentarlo. Usted necesita buena alimentación.

Úlcera gástrica

Además del soporte digestivo (Plan de acción, sección 1) y de los cuatro suplementos universales (inicio del Plan de acción, sección 2), también podría tomar en consideración la resina de almáciga (mastic gum). Existen evidencias respecto a su actividad para la erradicación del *Helicobacter pylori* y la recuperación de la mucosa intestinal.

Tratamiento: resina de almáciga.

Dosis terapéutica: 1 g al día.

Forma: cápsulas.

Mejor tomarlo: 20 minutos antes de los alimentos.

Proliferación bacteriana en el intestino delgado (SIBO, por su sigla en inglés)

Esta condición puede generar síntomas tanto en la parte alta del tracto digestivo como en el colon. Algunos síntomas del reflujo pueden originarse en el intestino delgado.

Tratamiento: aceite de orégano.

Dosis terapéutica: 200 mg tres veces al día durante 6 semanas.

Forma: cápsulas.

Mejor tomarlo: lejos de los probióticos.

El aceite de orégano tiene una larga historia de uso en la erradicación de la disbiosis de diferentes maneras. También se ha utilizado contra las infecciones de las membranas mucosas de diferentes órganos. Por favor, no utilice el aceite de orégano si está embarazada.

Tratamiento: ajo.

Dosis terapéutica: 600 a 1200 mg al día en dosis divididas.

Forma: tabletas.

Mejor tomarlo: con las comidas.

La alicina, el principio activo del ajo, se ha estudiado por siglos. Tiene cualidades antimicóticas y antibacterianas que le permiten ser muy útil para normalizar la flora bacteriana intestinal. Usted deberá ser cuidadoso con su uso si tiene mucha inflamación intestinal, porque el ajo puede ser irritante en un intestino sensible. Tampoco debería utilizar el ajo si está tomando medicamentos anticoagulantes como la warfarina. Usted puede encontrar en el mercado muchas presentaciones de inferior calidad, por lo que debe asegurarse de encontrar una con alto contenido de alicina.

Enfermedad inflamatoria del colon

Enfermedades como la colitis ulcerativa o la enfermedad de Crohn requieren controlar la inflamación además de regenerar la membrana mucosa; la fosfatidilcolina es la clave en este proceso.

Tratamiento: fosfatidilcolina.

Dosis terapéutica: una a dos cucharaditas al día.

Forma: líquido o en cápsulas.

Mejor tomarlo: con las bebidas energéticas como nuestro coctel de neurolípidos o con omega-6, en proporción de 4:1.

La fosfatidilcolina es indudablemente el más importante suplemento para el intestino, el hígado y todas las células del cuerpo. Ayuda a estabilizar las membranas celulares, y permite el transporte transmembrana de nutrientes y electrolitos y favorece la reparación. Por favor, revise la información sobre la fosfatidilcolina en el capítulo sobre el intestino grueso.

Tratamiento: vitamina B12 (metilcobalamina).

Dosis terapéutica: 1 mg al día durante 4 semanas; entonces 1 mg durante semana por 4 semanas; luego 1 mg por vía oral.

Forma: tabletas sublinguales (dejar disolver debajo de la lengua).

Mejor tomarlo: después de la comida.

La deficiencia de B12 no siempre se presenta como anemia, pero algunos raros síntomas neurológicos pueden presentarse cuando hay una obvia deficiencia de esta vitamina. Calambres y hormigueos en brazos y piernas son síntomas clásicos, así como la fatiga. Los síntomas pueden tomar años en manifestarse debido al hecho de que nosotros almacenamos B12, por lo que puede pasar mucho tiempo para que se agoten las reservas internas.

Tratamiento: folato.

Dosis terapéutica: 1 mg al día durante1 a 4 meses.

Forma: tabletas.

Mejor tomarlo: con la comida.

La deficiencia de folato se ve frecuentemente tanto en la colitis ulcerativa como en la enfermedad de Crohn. La vitamina B12 y el folato son sinérgicos, por lo que la deficiencia de uno puede estar enmascarada por la ingesta alta del otro. Por esta razón, se deben tomar juntos. De hecho, considerando que aproximadamente el 40 % de las personas pueden tener deficiencia de la enzima necesaria para convertir el folato en una forma utilizable por el cuerpo, la forma activada enzimáticamente, el metiltetrahidrofolato, es la mejor para el tratamiento.

Cálculos biliares

Las siguientes vitaminas, productos vegetales y suplementos son todos útiles en el tratamiento de los cálculos biliares.

Tratamiento: vitamina E.

Dosis terapéutica: 200-400 unidades internacionales (UI) al día.

Uso: ayuda a prevenir la oxidación y el enranciamiento de las grasas. Se toma en forma de mezcla tocoferol/tocotrienol.

Tratamiento: fosfatidilcolina.

Dosis terapéutica: 100 mg, tres veces al día.

Uso: ayuda a la restauración de las membranas celulares y de la comunicación intercelular, y protege el hígado.

Tratamiento: suplementos de fibra: psyllium, glucomanana, pectina, salvado de avena.

Dosis terapéutica: mínimo 5 mg al día.

Uso: ayuda a mantener buenos hábitos intestinales y a la eliminación de toxinas.

Tratamiento: ácidos biliares.

Dosis terapéutica: 1000 a 1500 mg al día.

Uso: ayuda a asimilar las grasas y los ácidos grasos y facilita el flujo de la bilis.

Tratamiento: aceite de menta con cubierta entérica.

Dosis terapéutica: 360 mg tres veces al día entre las comidas.

Uso: ayuda a disolver los cálculos biliares.

Tratamiento: silimarina (no extracto de cardo mariano).

Dosis terapéutica: 70-220 mg al día.

Uso: antioxidante y protector hepático.

Tratamiento: cúrcuma.

Dosis terapéutica: 100 a 200 mg, tres veces al día.

Uso: antioxidante y antiinflamatorio con efecto analgésico.

Tratamiento: raíz de dandelion

Dosis terapéutica (diaria): seca: 4 g; extracto líquido: 4 a 8 ml (1:1 en agua); extracto sólido: 250 a 500 m (4:1 en agua).

Preparación preliminar del programa contra los cálculos biliares

Utilice este programa preliminar por un periodo entre 1 y 4 meses para ablandar y reducir los cálculos antes de iniciar el programa contra los cálculos.

Taurina y remolacha: combinar 100 mg de cada uno en una cápsula y tomar 4 cápsulas por comida.

Fosfatidilcolina: 440 mg por comida.

Complejo de vitamina B: dos comprimidos por comida.

Soporte hepático: 1 cápsula por comida.

Programa 1

Sígalo durante 6 a 12 días.

Ácido ortofosfórico líquido: una botella llena en 4 oz de jugo de tomate al día, durante 6 a 14 días.

Taurina (100 mg) y remolacha (100 mg): 4 a 6 tabletas por comida.

Programa 2

Sígalo durante 6 a 14 días.

Taurina (100 mg) y remolacha (100 mg): 6 tabletas por comida.

Fosfatidilcolina (300 mg): 3 cápsulas por comida.

Vitamina B6 (en forma de P-5-P): 4 por comida.

Magnesio: 6 a 12 tabletas o más al acostarse; tomar hasta alcanzar la tolerancia intestinal.

Yodo (líquido): 30 gotas por comida.

Índice